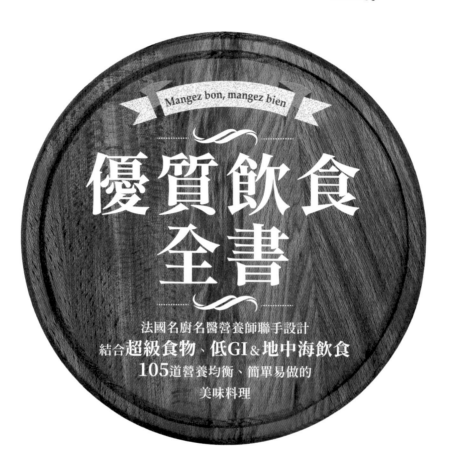

Mangez bon, mangez bien

# 優質飲食全書

法國名廚名醫營養師聯手設計
結合**超級食物**、**低GI**&**地中海飲食**
**105**道營養均衡、簡單易做的
美味料理

── 作者 ──

米榭·西姆斯
Michel Cymes

達米安·杜克斯涅
主廚
Chef Damien
Duquesne

歐黑莉·蓋里
Aurélie Guerri

楊雯珺 譯

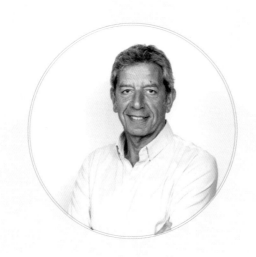

# 作者序

攝取優質飲食是成就良好健康的第一步，也是身心安適的基礎與關鍵。但是優質飲食不代表節食。無須以嚴格的節食或其他飲食限制來虐待自己，反而應該悉心照顧，善待身體。

我自己是享受生活的美食家。我喜歡與家人共享美好一餐，或與朋友餐前小酌，但我也知道這一切都應以節制和均衡做為準則。這樣就沒有什麼要禁止的。

透過飲食，我們能夠增強免疫系統、對抗病毒和感染、抵禦心血管疾病和糖尿病，並且決定自己的健康狀態，減少疲勞也減輕壓力。

在達米安主廚的幫助下，我們希望為讀者大開簡單方便之門，讓大家重新掌握自己的盤中飧，確實照顧好身心。

身為醫師和廚師，我們知道吃下去的食物決定我們的樣子，也知道每個人都能藉由吃得更好而重獲健康。不必瞎忙，也沒有限制。當我們瞭解多吃新鮮食物、減少攝取糖分與加工食品等基礎規則後，下廚煮食、分享同樂與大快朵頤就是最佳健康指南。

——米樹・西姆斯

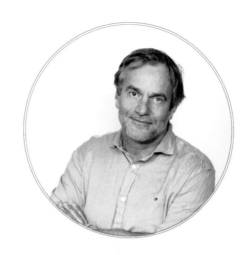

當我與弟弟於2004年創立750g飲食網站時，我們由衷希望能做到下列幾點：

1. 讓做菜變得更親民；

2. 為更多人創造方便煮食的方法；

3. 鼓勵大家將烹飪融入日常生活。

直到今日，這依然是我捍衛且希望藉由本書傳達的信念：親自下廚，重新掌握自己的飲食，避免加工食品，攝取優質食物，**就能讓你的身心受益！**

你可在書中找到方便、當令、美味和均衡的多樣食譜。這些簡單均衡的佳餚均以優質食材製成，但絕對不是「無」糖「無」油料理，因為我禁止有任何東西被禁止！

你可在其中發掘諸般風味，更重要的是，重新找回健康飲食的快樂！

——達米安・杜克斯涅，又稱「達米安主廚」

目次 /// Contents

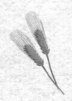

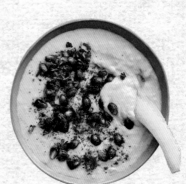

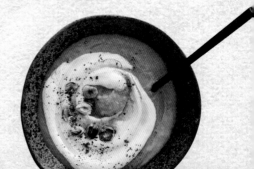

## ⑧ 冬季食譜

## 9 春季食譜

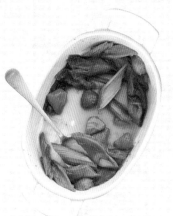

## 10 夏季食譜

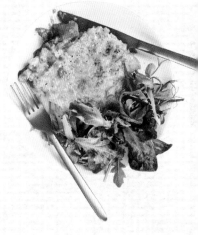

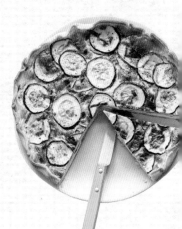

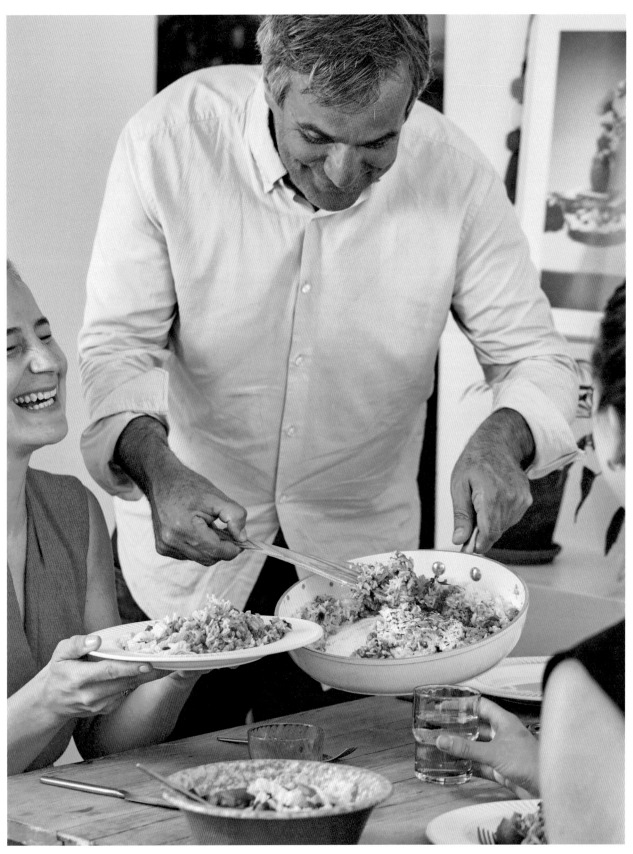

# 飲食隨堂考

**1 一份均衡飲食餐盤的組成比例應該是：**

a) ¼蔬菜、¼澱粉及½蛋白質
b) ½蔬菜、¼澱粉及¼蛋白質
c) ¼蔬菜、½澱粉及¼蛋白質

（答案在第17頁）

**2 無糖穀麥的升糖指數（GI）是：**

a) 低GI
b) 中GI
c) 高GI

（答案在第20頁）

**3 我們的腸道中存在多少細菌？**

a) 2億
b) 30億
c) 100兆

（答案在第22頁）

**4 人類大腦消耗：**

a) 人體每日攝入能量的20%
b) 人體每日攝入能量的30%
c) 人體每日攝入能量的50%

（答案在第24頁）

**5 在下列三種食物中，何者富含最多纖維質？**

a) 布里歐麵包
b) 杏仁
c) 全胚芽米

（答案在第31頁）

**6 法國國家食品衛生安全署建議的肉品攝取量為：**

a) 每週最多1公斤肉類
b) 每週最多0.5公斤肉類
c) 每週最多0.2公斤肉類

（答案在第33頁）

**7 法國人每日攝取：**

a) 50克糖（10顆方糖）
b) 100克糖（20顆方糖）
c) 150克糖（30顆方糖）

（答案在第38頁）

**8 我們每日必須喝：**

a) 4杯水
b) 6杯水
c) 8杯水

（答案在第40頁）

**9 均衡飲食中的脂肪比例應為多少：**

a) 每日攝入總熱量的10%
b) 每日攝入總熱量的20%
c) 每日攝入總熱量的35%

（答案在第44頁）

**10 如何計算身體質量指數BMI？**

a) 年齡+體重/身高
b) 腰圍×2/體重（克）
c) 體重（公斤）/身高（公尺）²

（答案在第52頁）

# 名詞釋義

## 胺基酸

人體中僅次於水的主要組成成分。這種分子是身體細胞的基礎，因此對於器官良好運作不可或缺。

## 不飽和脂肪酸

被視為「好脂肪」的Omega 3、6和9。能夠保護動脈，預防心血管疾病。

## 飽和脂肪酸

被視為「壞脂肪」，主要存在於動物來源脂肪，例如奶油、法式酸奶油、乳酪、醃製肉品（魚類來源者除外）。它們容易造成膽固醇問題，並提高罹患心血管疾病的風險。

## 反式脂肪酸

飽和脂肪酸，來自工業大量加工生產製品中的油。反式脂肪酸來自食品工業中的合成加工（氫化）程序，這是為了讓產品更穩定、更固化也更不怕氧化。

## 抗氧化物

能夠中和自由基，藉此阻止或延緩氧化。抗氧化物提供保護功能，避免細胞因氧化而老化。

## 卡路里

身體藉由攝取食物得到的熱量。人體整天都在攝入與消耗卡路里，卡路里就是身體的燃料。

## 利尿

增加尿液排放。

## 甜味劑

含有甜味的產品或物質（通常為合成物質）。甜味劑最常用於為食品增加甜味，但不會增加熱量。

## 纖維素

植物來源食品的成分之一。纖維素對於腸內運輸的良好運作和人體的整體健康不可或缺。

醣類
供應能量的主要養分，也稱為「糖」。

麩質
一種蛋白質，是穀類的大部分組成成分，也是麵類製品具有彈性與嚼勁的原因。

氫化
在化合物中加入一個二氫分子的化學程序。這種程序能讓油品保存更久，且更能保持固體形狀。

升糖指數（GI）
食物讓血糖（血中葡萄糖濃度）上升的能力。食物的升糖指數是對照葡萄糖計算而得，葡萄糖的升糖指數為100。

乳糖
奶類中天然含有的糖。

脂質
食物中的脂肪物質。

腸道益生菌或腸道菌群
所有存在於消化道的微生物總稱。

多酚
植物中大量蘊含的化合物，具有強大的抗氧化功效。

益菌生或益生菌
包含活微生物（細菌、酵母），對腸道菌群有益，因此也對攝入它的人體組織有益。

蛋白質
生物的主要組成物質，參與肌肉組織、骨質、皮膚等的更新……

精製（糖、穀類…）
去除物質中的營養素。精製藉由去除活性物質來避免食物變質，以利保存食物。精製食品的營養密度極低。

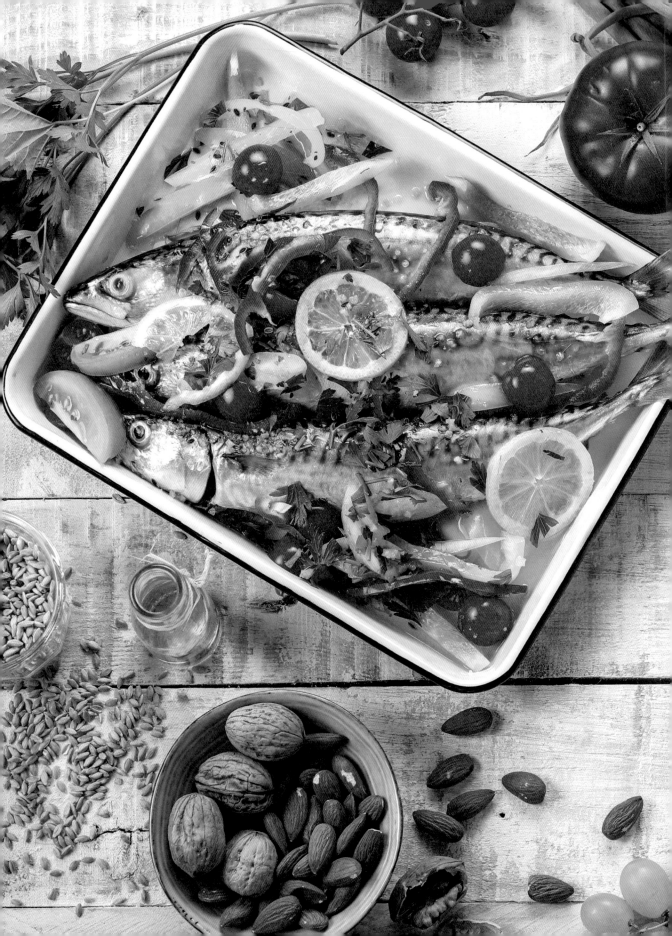

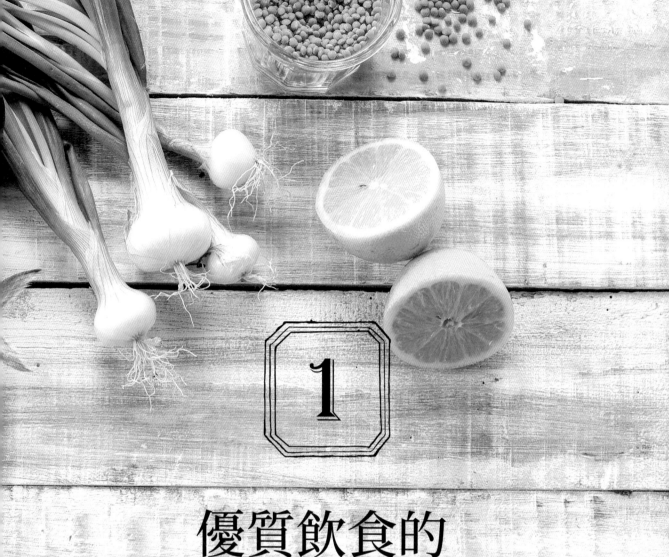

# 1

# 優質飲食的
# 重要原則

食物攝取會影響我們的健康與身心狀態。
大家現在都明白吃好吃巧的重要性，以及劣質飲食對生活帶來的負面效應。
所謂的理想飲食是尊重身體規律、提升能量與促進組織健康的飲食。

我將協助各位在成千上萬的營養資訊中擇優汰劣，
兼顧體能健康、身心安適與生活樂趣！

# 打造良好健康的
# 日常奉行準則

## 減少加工再製食品

　　注重品質而非份量。優先選擇非加工食物。屏除組成太複雜的食品，最好成分是家中廚房就能找到的天然原料。高度加工食品可能增加肥胖與慢性疾病風險，例如糖尿病與心血管疾病。這類食物主要包括高脂肪含量、多糖和多鹽添加的食品，例如料理包、即時湯品、乳製品甜點、早餐穀物、餅乾、蛋糕、能量棒、薯片、開胃小點、奶類飲料、汽水等。

　　別被包裝和通常含有虛假成分的廣告資訊迷惑，在採買食物時保持自制力。

## 優先選擇自煮料理
## 並且食用當令的在地食材

　　選擇以未加工、原形、當令、有機食材製作的自煮料理，就能享受富含營養與保護力且少含有毒物質的飲食。自煮料理也能增加與家人及朋友共餐同樂的機會。

## 增加豆類
## 減少肉類與醃製肉品

應該攝取不同來源的蛋白質，而非僅食用動物性蛋白質。豆類或豆科植物（扁豆、鷹嘴豆、腎豆、蠶豆、豌豆、黃豆）富含纖維素、植物性蛋白質、礦物質和維生素，最重要且與肉類不同之處在於它們不含飽和脂肪酸與膽固醇，這些成分已知若攝取過量，會對心血管健康造成負面影響。因此在飲食中每週兩次納入豆類極為有益。這並不代表要從個人飲食中完全摒除肉類，而是將總量限制在每週 500 公克。

為什麼
要少吃肉類？

研究顯示攝取過多肉類與醃製肉品會提升罹患心血管疾病、糖尿病與若干癌症的風險；反之，食用豆類能夠預防這類疾病，以及過重和肥胖。

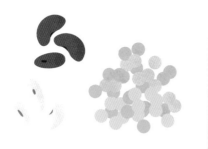

有益健康，有益環保，而且有助節省荷包！扁豆比起等重的牛肉漢堡排便宜四倍！

## 攝取優質醣類
## 以及富含纖維的食物

低或中升糖指數的醣類是優質醣類（也就是糖類）的代表，主要是水果與蔬菜、全穀物、半穀物（布格麥、斯佩耳特小麥、野米、全麥麵條、藜麥等）與豆類（豌豆、菜豆、扁豆、蠶豆、黃豆）。

此外，這些食物本身即具有纖維質，是我們通常容易攝取過少的元素。纖維質對健康大有助益，能夠調節血糖、膽固醇、腸道運輸並增加飽足感。

## 選擇好脂肪

為了維護良好的心血管健康，富含不飽和脂肪酸（亦即知名的Omega 3、6、9）的飲食優於含有太多飽和脂肪酸（奶油、乳酪、醃製肉品）和「反式脂肪」（經過氫化處理的工業化產品含有的成分）者。

Omega 3與6屬於必需脂肪酸，無法由人體自行合成，一定要從食物中攝取，但也要留意Omega 3與6必須維持一定平衡，如此一來，身體才能以最佳狀態運作。

## 好脂肪的
## 最有趣來源：

### 植物油

· 芥花油　· 亞麻子油
· 堅果油　· 茶油
· 橄欖油　· 大麻子油…

選擇標示為「冷壓初榨」品質的油品

### 高脂肪魚類

· 鮭魚　　· 鯷魚
· 沙丁魚　· 鯖魚…

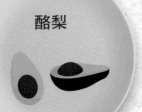

### 酪梨

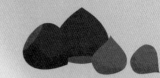

### 油料果實與種子

· 核桃　　· 亞麻子
· 榛果　　· 芝麻子
· 杏仁　　· 葵花子…
· 腰果

# 食物在餐盤中所占的比例

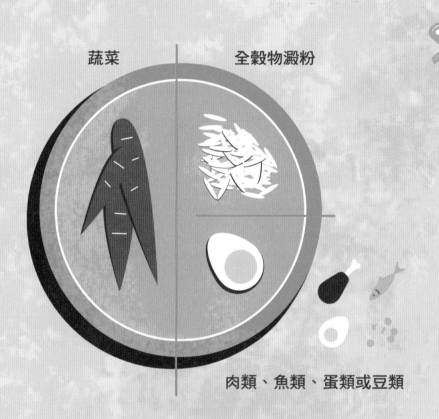

蔬菜　　　　全穀物澱粉

肉類、魚類、蛋類或豆類

為了維持健康的生活方式和穩定的體重，規律的體能運動同樣不可或缺。均衡良好的飲食搭配適合個人的運動，是保持健康的最佳手段！

一餐或一天飲食應包含

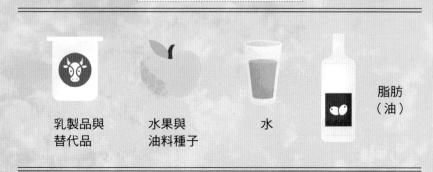

乳製品與替代品　　水果與油料種子　　水　　脂肪（油）

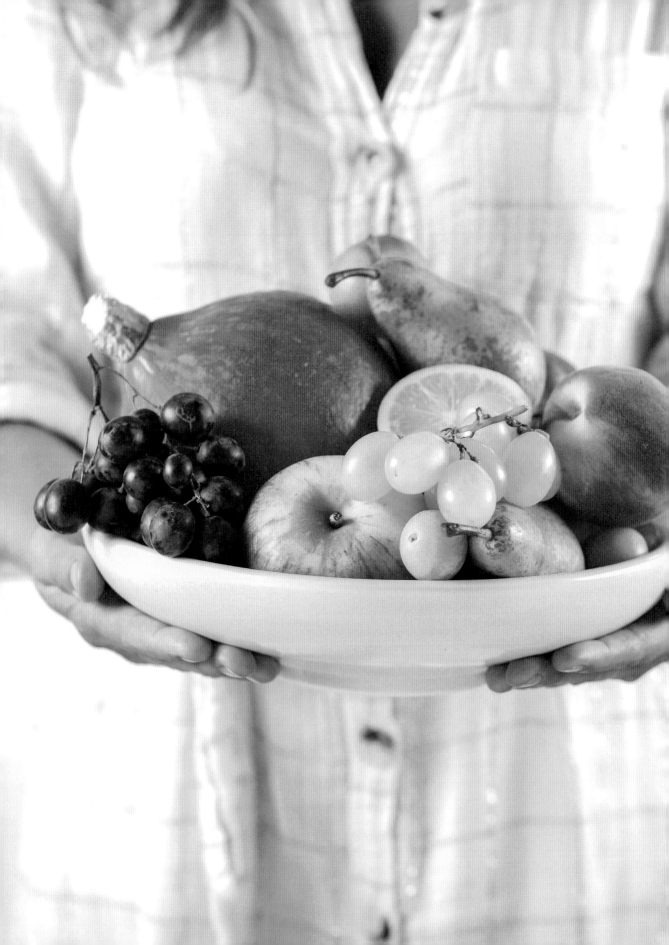

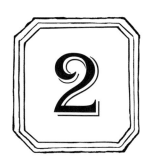

# 優質飲食對
# 身體的影響

優質飲食從胎兒時期就具有影響力，能夠提供該時期所需的必要營養素，
例如對嬰兒身體與認知良好發育不可或缺的維生素B9、維生素D、鐵、碘等；
在兒童與青少年時期則持續扮演重要角色，滿足成長階段的各方面需求。
針對不同年齡層與不同生命階段（懷孕、授乳、老化）的成人，
飲食亦成為確保良好健康必不可少的元素。

吃得好不好決定我們的人生好不好，
想維持體能強健與確保身心安適，「食」在重要。

# 升糖指數與其對體重的影響

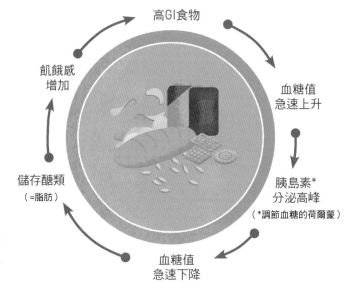

高GI食物

飢餓感
增加

血糖值
急速上升

儲存醣類
（=脂肪）

胰島素*
分泌高峰
（*調節血糖的荷爾蒙）

血糖值
急速下降

升糖指數（GI）是個相對新穎的概念，多年來我們只區分所謂的快糖（醣類）或單糖（有甜味的食物，例如蜂蜜、水果、白糖），以及慢糖或複雜醣類（高澱粉食物，例如麵、飯、扁豆、馬鈴薯等）。但各種研究打破這種太過簡化的分類方式。今日我們更偏好使用升糖指數這個概念。食物的升糖指數越高（例如含有大量精製糖與缺少纖維質的食物），胰島素（調節血糖的荷爾蒙）峰值也越高。這種身體組織的立即反應會促成脂肪堆積和飢餓感，從而導致體重增加。

長期經常食用高GI飲食會對身體組織造成不良後果，包括慢性疲勞、煩躁、注意力難以集中、過重、糖尿病風險等。

**盡量在每日飲食中
攝取低或中升糖指數食物**

但請務必瞭解升糖指數也取決於其他條件：

- 纖維質、蛋白質和／或脂質的存在能夠延緩醣類吸收，從而降低升糖指數。
- 烹調方式：煮太熟的麵條或預煮麵條會造成澱粉去膠化，導致升糖指數升高。因此最好將麵條煮至彈牙程度。
- 熟度：食材熟度越高，升糖指數越高。

| 低GI | 藜麥、菰米、扁豆、鷹嘴豆、笛豆、綠色蔬菜、生胡蘿蔔、茄子、蘋果、梨子、柳橙、黑巧克力、煮到彈牙程度的全麥麵、奶製品、核桃、榛果、杏仁… |
|---|---|
| 中GI | 地瓜、全麥麵、燕麥片、印度香米、全胚芽米、裸麥麵包、無糖穀麥片、新鮮無糖果汁… |
| 高GI | 烤馬鈴薯、馬鈴薯泥、炸薯條、白麵包、熟胡蘿蔔、白米、秈稻、精製加糖穀物、巧克力棒、薯片、餅乾、西瓜、哈密瓜、南瓜、麵條、義大利餃、精製麥粉粒… |

## OMEGA 3與其保護作用

Omega 3通常被視為「優質油脂」或「必需」脂肪酸，由於不能由人體自行製造，因此必須從食物中攝取。

### Omega 3的益處？

- 確保良好的心血管健康：攝取此營養素能夠減少壞脂肪比率，尤其是膽固醇和三酸甘油酯。
- 具有抗發炎作用，保護動脈並避免形成血栓。
- 協助維護神經平衡、提升血清素（調節情緒的荷爾蒙）濃度，而且有助對抗憂鬱低落。

### 可在哪些食物中找到？

- 高脂魚類：鮭魚、沙丁魚、鮪魚、鱒魚、鯷魚、鯡魚、鯖魚等
- 亞麻、芥花、核桃、大豆、胚芽油
- 堅果與含油種子：核桃、榛果、腰果、杏仁、亞麻子、奇亞子、黃豆…

注意：

Omega 3不耐高溫，烹調時非常容易變質。

針對富含Omega 3的油類，請選擇冷壓初榨產品，用來調味並存放在冰箱中。避免以高溫烹調魚類，最好採用溫和的烹調方式（紙包、水煮、清蒸）。

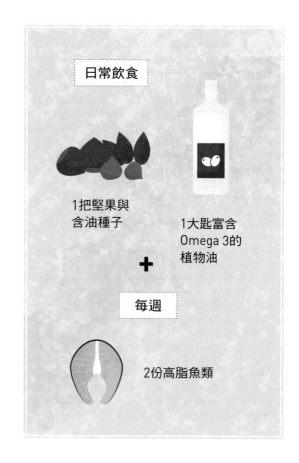

日常飲食

1把堅果與含油種子

1大匙富含Omega 3的植物油

＋

每週

2份高脂魚類

均衡多元的餐食非常重要！每餐都食用蔬菜，最好攝取非精製穀物，搭配一份蛋白質並包含優質油脂。

# 如何在日常生活中照顧腸道菌群健康？

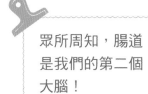

眾所周知，腸道
是我們的第二個
大腦！

## 腸道微生物以及它們對人體健康的作用

腸道微生物也稱為**腸道菌群**，由寄生腸道內的上百兆細菌組成。這些益菌負責消化任務，同時改善我們所攝取食物的營養素吸收。

良好的腸道菌群能夠強化免疫系統，成為確實對抗致病細菌的屏障。相反的，如果腸道微生物失衡可能產生下列負面後果：

- 腸胃疾病、腸道消化不良；
- 導致腸道慢性炎症；
- 增加**過重**風險；
- 增加肥胖風險；
- 增加糖尿病風險；
- 影響心理健康。

## 我們可以藉助：

- 發酵食物：優格、發酵奶（酪乳、印度傳統優格拉西⋯）、洗浸皮發酵乳酪（卡蒙貝爾、布里乳酪）、酵種麵包、酸白菜、酸黃瓜、橄欖、大豆發酵產品（味噌、天貝、溜醬油），以及發酵飲品（克菲爾、康普茶）。
- 纖維質豐富的食物，例如某些水果（莓果、香蕉、百香果、杏桃乾）、蔬菜（蔥、朝鮮薊、蘆筍、歐防風、菊芋）、豆類與全穀物。
- 富含多酚的香料，有助消滅微生物中的致病細菌。
- 益生元與益生菌療法，以食用高品質營養補充品（例如啤酒酵母）的形式進行。

## 避免：

- 加工與工業化食品
- 飲酒過度

### 腸道菌群健康有賴健康的飲食⋯

但健康的生活方式也很重要！事實上，不單攝取的食物會影響腸道菌群平衡，壓力、疲勞、疾病、服用抗生素、缺乏體能運動或過重問題都可能導致體內微生物的生存環境失衡。

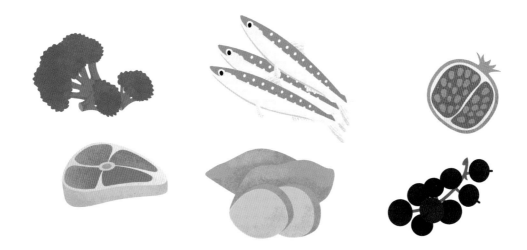

## 抗氧化物及其抗老化作用

污染人體的因子（菸、酒、藥物、壓力、紫外線、污染、加工與工業化食品、缺乏或過量體能運動）會加劇細胞組織內的不穩定化學物質產生，也就是自由基。過多自由基對身體有害，會引發氧化壓力。

為了減少氧化壓力，需要抗氧化物來擔任保護者角色，而體內抗氧化物的存在極大部分仰賴我們攝取的食物。

好消息是，這些都是在食物中非常容易取得的成分，絕大多數蘊藏於水果和蔬菜中。

### 抗氧化物何處尋？

· 黃橘色與紅色蔬果，以及深綠色葉菜富含類胡蘿蔔素，例如胡蘿蔔、番茄、番薯、菠菜、捲心菜等。

· 所有水果與蔬菜都含有豐富的維生素C，奇異果、黑醋栗、荷蘭芹、皺葉甘藍、檸檬、甜椒、木瓜、柳橙、芒果、花椰菜和鳳梨的含量最高。

· 胚芽油、酪梨油、榛果油、芥花油、橄欖油、種子油、向日葵、杏仁、堅果、高脂魚類等是維生素E的優良來源。

· 葡萄、荔枝、莓果（藍莓、草莓、黑醋栗、櫻桃等）、朝鮮薊、抱子甘藍、荷蘭芹、茶含有大量多酚。

· 魚類（鮪魚、鯡魚、沙丁魚、鮭魚等）、蝦子、堅果、蛋、肉類、菇類、番茄、全穀物富含硒。

· 牡蠣、肉類、芝麻子均富含鋅。

### 須知事項

烹調時間太長與溫度過高會摧毀一部分的抗氧化物。最好採用溫和的烹調方式（清蒸、低溫等），某些食物也可以生食，以確保吸收到更完整的營養。

# 健腦飲食

再度重申，多元、均衡與高品質的飲食才能確實滿足各種特殊需求。也別忘了飲用充足的水以提升腦力，還要記得運動為大腦充氧！

腦部是人體最完整（也最複雜！）的器官，負責管理所有認知與情緒功能。為了保持正常運作，它也是消耗最多能量的器官，我們每日攝取能量的20%都用於供應腦部所需！

## 腦部需要

### 油脂（脂質）

每天都必須攝取這種營養素。但並不是什麼油脂都可以！我們說的是含知名Omega 3的油類，其對大腦的益處眾所皆知。含Omega 6（葵花油、玉米油、花生油）與Omega 9（橄欖油）的油脂也是公認的好油。

### 糖（醣類）

大腦對這種營養素的消耗量極多，醣類是它的燃料。均衡的飲食、固定的一日三餐，以及攝取非加工的全形食物能夠確保血糖穩定，這正是讓大腦保持在頂尖狀態以及維持專注力所需的要素因此最好食用全穀類與豆類作為複雜醣類的來源，並從蔬菜水果獲得單糖。

### 蛋白質

適量攝取即可滿足人體需求，也要注意動物蛋白質與植物蛋白質之間的平衡。
每天變化不同的蛋白質來源：蛋類、肉類、禽肉、魚類、貝類、豆類、黃豆、奶類製品、油料種子、全穀物…

### 維生素與礦物質：

維生素B1：全穀物、豆類、啤酒酵母、堅果、肉類與禽肉。

維生素B6：小麥胚芽、肉類、魚類、蛋類、海鮮、扁豆、奶類製品、甘藍菜。

B9：豆類、全穀物、綠色蔬菜、啤酒酵母、榛果、核桃、杏仁。

B12：只存在於動物來源食物中（肉類、魚類、蛋類、乳酪、海鮮）。

維生素A：奶油、蛋類、胡蘿蔔、南瓜、哈密瓜、杏桃、芒果。

維生素C：所有新鮮水果與蔬菜。

維生素E：所有植物油。

鈣：乳酪、奶製品、某些礦泉水。

鎂：豆類、核桃、杏仁、可可、海鮮。

鐵：紅肉、禽肉、魚類、豆類、堅果與亞麻子。

鋅：海產、豆類。

硒：核桃、魚類、海鮮、肉類、蛋類、豆類。

## 情緒與飲食

我們攝取的食物除了影響體能健康，也對情緒安適發揮作用。在一日當中的某些時刻吃某類食物也有同樣的效力。例如，不在早餐攝取太多糖能夠讓情緒更加穩定，富含Omega 3的食物則有助避免壓力和沮喪心情產生。

有些食物會讓人聯想到某個回憶，因而觸發情緒反應，這正是許多壓力過大或焦躁的人長胖的原因。他們需要食用更油、更甜或更多食物來獲得補償並「平靜」下來。

許多人會把追求愉悅與食用肥滋滋甜蜜蜜的食物畫上等號，這會影響我們送入口的食物，並且觸發腦中反應，例如腦內啡的生成。當腦部發號施令，做出只對應於緊張或沮喪心情的自動與衝動行為，即會造成上癮與惡性循環：吃得越油越甜，大腦就會要求更多這種類型的食物。解決之道為何？要想停止這種惡性循環，從早上開始就要恢復飲食平衡，來份含有豐富蛋白質、複雜醣類與油脂的早餐，且不要跳過任何一餐。

## 減壓、抗疲勞與抗憂鬱的加分小幫手

新鮮水果

可可含量70%的黑巧克力

優格

蜂蜜

核桃與杏仁

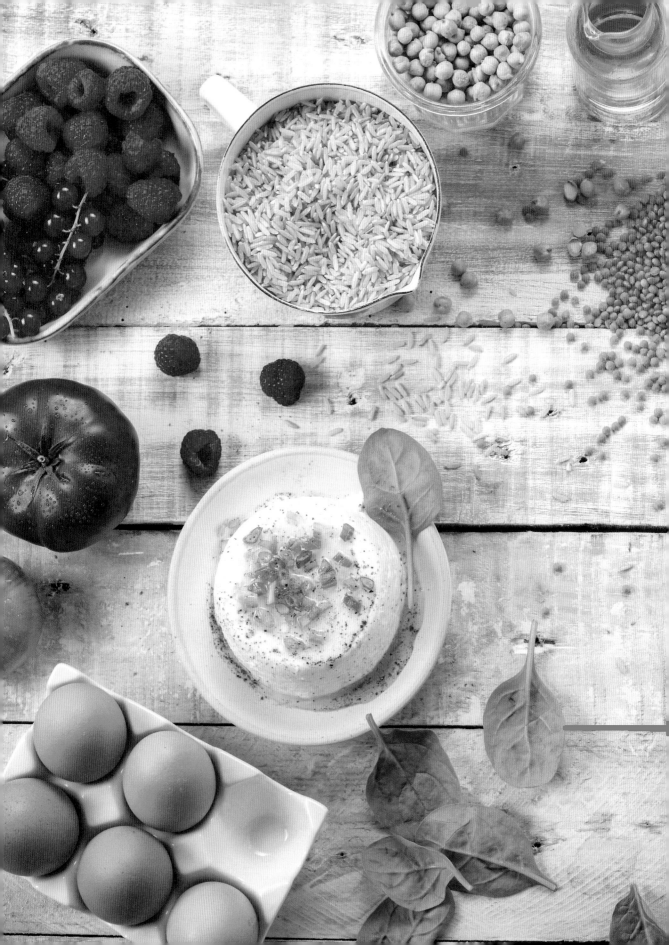

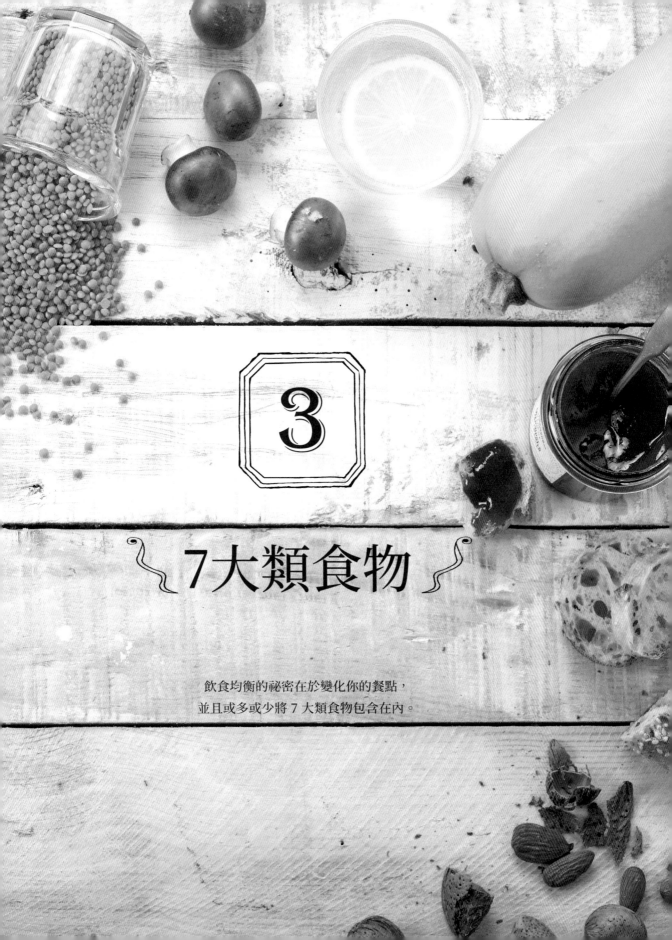

# 3

## 7大類食物

飲食均衡的祕密在於變化你的餐點，
並且或多或少將 7 大類食物包含在內。

# 水果&蔬菜

每日攝取水果與蔬菜能夠保持血糖穩定，也能滿足我們對纖維質的需求，對於腸道健康至關重要。水果與蔬菜含有大量水分（占其總重的80到90%），所以此類食物的熱量極低，並能提供優質醣類與維生素C，也是我們取得此類營養素的主要來源。蔬果也是類胡蘿蔔素（維生素原A）、維生素B群以及鈣、鉀、鐵等多種礦物質的優良供給來源。

馬鈴薯、番薯、
豌豆⋯
是否屬於
蔬菜類呢？

馬鈴薯與番薯還有豌豆經常被視為蔬菜，但是它們富含澱粉，因此更應該歸於「澱粉」類。

無論如何，若能食用原形蔬果或只是稍加料理，不改變其性質，最為有益。

| | |
|---|---|
| **細剖水果益處** | 水果是保護我們不受自由基負面作用危害的食物之一，而且有助避免人體組織提早老化。別擔心，即使是葡萄、香蕉、櫻桃、芒果等蒙受不白之冤的高甜度水果也可以食用。攝食水果的原則與攝食其他類別食物相同，亦即分散來源以兼得各種有益成分。甜度高出更多的果乾（平均高出60%）能夠提供豐富營養與熱量，同時具有整腸功效，請定期適量食用。 |
| **細剖蔬菜益處** | 形形色色的蔬菜對於人體健康不可或缺。抗氧化物是健康的得力盟友，而蔬菜正是它們的良好取得來源，尤其是維生素C和β-胡蘿蔔素。選擇蔬菜時以當令的在地農產品為主，盡可能有機，以保障最大的新鮮度與最優良的品質。你也可購買冷凍、罐頭或即食蔬菜：這類保存技術讓生活更加方便並節省烹調時間，在保持「天然」原形的前提下，可以與新鮮蔬菜互為補充。 |

### 果汁

果汁不能取代整顆水果的營養價值，但可以適量飲用，前提是選擇100%純果汁，最好帶有果肉、無額外添加劑，且保存在冷藏架上。100%水果製成的果昔是更優選項。如果能自己打果汁和果昔那就更好不過了！

　　蔬果汁是個好選擇，這種混用食材的辦法更令人激賞，除了比起單純的果汁糖分更少之外，對於健康更是大有助益！

### 「超級莓果」

枸杞、蔓越莓、酸漿、藍莓、巴西莓。這些超級果乾凝縮豐富能量、維生素與礦物質，是抗老化的最佳利器，請攝取以維持良好健康！

### 還有酪梨？

酪梨不算是一般水果。它的熱量含量使它經常被另歸一類。事實上，酪梨含有脂肪，不過是單元不飽和脂肪酸這種好脂肪，對於降低壞膽固醇至關重要，不能省略。由於蘊含抗氧化營養成分之外，攝食酪梨對於良好健康助益良多。

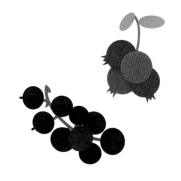

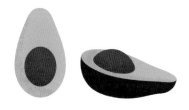

### 特殊類別：油料作物

含油堅果（杏仁、核桃、榛果、花生、夏威夷果、松子、開心果等），以及含油種子（芝麻子、葵花子、奇亞子、亞麻子、南瓜子等）提供優質營養素，並且含有有益心臟的好脂肪（Omega 3）、植物性蛋白質、纖維素與眾多礦物質（鎂、鈣、鋅、鐵、錳的取得來源）與維生素（E和B）。

　　這類食物集合眾多抗氧化物與能量，對於鮮少攝食肉類與奶類者而言，是補充植物性蛋白質和鈣的極佳來源，在我們的日常飲食中占有重要地位。請選擇未先經烘烤與調味的產品。

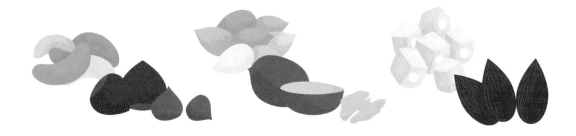

# 澱粉、豆類
## &穀物

- **穀物**
  （小麥、米、燕麥、大麥、黑麥、斯佩耳特小麥、蕎麥、粟米、高粱）及其衍生產品（麵粉、麵條、麥粉粒、麵包等）

- **塊莖與塊根**
  （馬鈴薯、番薯、菊芋、山藥、木薯）及其衍生產品。

- **豆類**
  黃金扁豆、綠扁豆、黑扁豆、紅扁豆、紅腰豆、白腰豆、乾豌豆、鷹嘴豆、豌豆仁、蠶豆、笛豆、毛豆、黃豆、綠豆。

　　由於澱粉含有複雜醣類，因此其主要作用在於供給人體能量。澱粉提供的「燃料」對於細胞組織的良好運作不可或缺。

　　此外，這類食物也是植物性蛋白質、維生素B群以及礦物質（鐵、鎂、磷、鉀、鋅、銅、鈣）和纖維質的良好來源。

## 若要充分獲取我們的主要能量來源，請務必：

### 選擇優良澱粉

　　選擇低或中升糖指數的澱粉質：以非精製食物，例如全胚芽米、藜麥、布格麥、全麥麵包，以及斯佩耳特小麥、燕麥與蕎麥製成的麵包等，取代白麵包、白米、白麵條與工業化穀物產品。

　　豆類本身就是低或中升糖指數。此外還能提供豐富的纖維質、礦物質和維生素B群（包括葉酸），而且不含壞脂肪，是健康的最佳戰友。

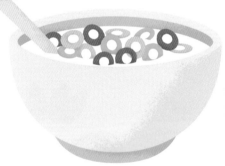

### 分散澱粉來源

　　除了米、麵條和麵包之外，還有眾多澱粉選擇，例如菰米、印度香米、全胚芽米、紅米、布格麥、藜麥、蕎麥、燕麥、斯佩耳特小麥等，除了具備營養價值，最重要的是它們的升糖指數僅為低或中等。

另外也要納入豆類！

---

### 吃穀物當早餐？

大部分早餐穀物的營養品質不高！加工與改變食物本質的穀物太甜，GI值高…大部分早餐穀物由於採用精製原料，使得能量與營養含量減少，但胃口和體重卻越養越大。完全與我們期望的效果背道而馳！

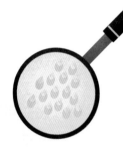

## 精製穀物

　　「精製」穀物是指脫去穀粒外殼的穀物，而那部分含有最多纖維質與礦物質！這正是為什麼所謂的「白」澱粉質（白麵條、白麵包、白米）較無益於健康。大部分工業化產品都是以精製穀物為基礎，它們比較容易囤貯與保存，滋味和氣味較為「溫和」。這種產品只提供經濟方面的益處，因為就健康而言，實在缺乏珍貴的礦物質。

# 肉類、魚類、蛋類
# ＆植物性替代品

## 這類食物是高蛋白質的
## 食物代表

　　蛋白質有助肌肉的發育和良好運作、酶與荷爾蒙的製造、氧氣的運輸、皮膚和頭髮的彈性與強度……

**植物性蛋白質：**
豆類、全穀物、堅果與含油種子。

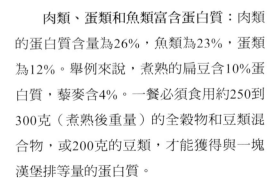

**動物性蛋白質：**
肉類、禽肉、蛋類、魚類與海產。奶製品也是良好的蛋白質來源。

　　肉類、蛋類和魚類富含蛋白質：肉類的蛋白質含量為26%，魚類為23%，蛋類為12%。舉例來說，煮熟的扁豆含10%蛋白質，藜麥含4%。一餐必須食用約250到300克（煮熟後重量）的全穀物和豆類混合物，或200克的豆類，才能獲得與一塊漢堡排等量的蛋白質。

## 減少攝取動物性蛋白質會產生什麼後果？

我們經常希望減少攝取動物性蛋白質，但又擔心缺乏營養。

的確，植物性蛋白質通常缺少某些必需胺基酸。但搭配食用豆類與全穀物就能滿足人體的蛋白質需求，我們稱為蛋白質互補作用。可以在一餐或一日中進行這種搭配飲食法。

鐵質在所有細胞中扮演運輸氧氣的重要角色，即使攝取富含鐵質的蔬菜（非血紅素鐵），鐵質吸收度依舊不如動物性來源鐵質（血紅素鐵）。

但依舊有辦法提升植物性鐵的吸收率：

· 鐵質豐富的植物性食物搭配富含維生素C的食物（新鮮水果、生菜）一起食用；

· 豆類應先浸泡後再行烹煮；

· 用餐時不要喝茶，茶中的單寧酸會妨礙鐵吸收。

也要知道蛋奶素食者比起不攝取任何動物性來源食物的素食者更容易達成必需胺基酸、維生素和礦物質的平衡。單純素食者必須補充對大腦和神經系統不可或缺的維生素B12，因為這種營養素只存在於動物性來源食物中。

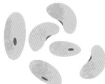

## 黃豆的蛋白質含量等同於肉類？

黃豆被視為肉類的健康替代品，但這種說法也備受爭議，我們很難確切得知黃豆究竟是好是壞。在營養方面，其組成成分為優質蛋白質，以及少許醣類、維生素A與B、鉀、鈣、鎂、鋅與鐵。這是一種營養完整的食物，完全可以取代一部分動物性蛋白質，100克的豆腐能夠滿足每日蛋白質需求的15%。在健康方面，食用黃豆有助降低膽固醇並減少某些更年期的副作用，例如潮熱。不過也有幾個注意事項：應該食用法國種植的豆類，如此可確保其為非基改品種。至於大豆異黃酮可能有致癌風險一事，最新資料已確認並顯示其對健康利多於弊，對於乳癌尤其具有防護作用。因此我們可以經常適量食用豆類（孕婦、未滿3歲兒童、甲狀腺機能不足患者除外），與所有食物無異，將其納入多元均衡的飲食清單中。

---

### 官方營養建議

法國國家食品、環境及勞動衛生署（ANSES）建議每日攝取熱量的10%到20%應來自動物性或植物性蛋白質，每週最多食用500克肉類與150克醃製肉品。衛生署也建議每週食用兩次高脂魚和低脂魚。豆類這種新近被視為蛋白質來源的食物也應每週最少食用兩次。

# 乳製品
## &
# 植物性替代品

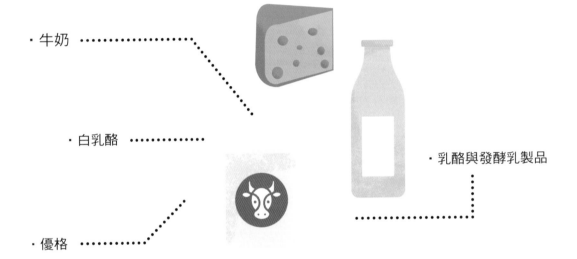

· 牛奶

· 白乳酪

· 優格

· 乳酪與發酵乳製品

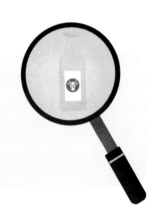

在營養成分方面，乳製品可提供蛋白質和鈣，後者是對骨骼和牙齒發育、肌肉收縮和神經系統正常運作至關重要的礦物質。奶類也含有糖（乳糖）、脂肪、磷、鎂和維生素A、B、C、D與E。

## 植物性替代品

所謂「植物性替代品」是指由油料作物或穀物，例如杏仁、黃豆、榛果、藜麥、燕麥、米、斯佩耳特小麥、椰子等製成的「奶」與「優格」。對於乳糖過敏或不耐症患者，或是想要避免過量攝取動物性蛋白質導致身體酸化的人，上述產品是理想的動物性乳製品替代方案。這些植物性替代品易於消化，含有植物性蛋白質，以及人體能夠良好代謝的鈣，脂質不多但都是好脂肪，且不同於動物來源乳品，其中不含乳糖、酪蛋白及膽固醇。

選擇自己耐受度良好的優質乳製品能夠提供營養，植物性奶類飲料與甜點也是良好的替代品，有助減少攝取動物來源產品。新版膳食指南建議成人每日攝取2份奶類產品，其中一份為富含鈣的植物性替代品。

### 植物「奶」

稱為「奶」其實並不準確，因為「奶」通常只指稱動物性乳汁。正式的命名為「植物性飲料」。但一般偏好使用「植物奶」一詞，以突顯其「富含鈣質」的特性。

請注意，鈣質並非只存在於奶類產品中。杏仁、核桃、沙丁魚、菠菜、甘藍菜、鷹嘴豆、黃豆、無花果乾、芝麻子和某些礦泉水都是鈣質的極佳來源。

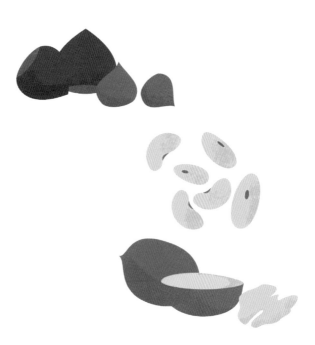

### 乳酪

乳酪的特點是含有豐富蛋白質與鈣質，且不含乳糖，但也成為飽和脂肪與鹽的來源。

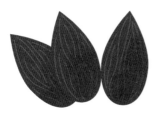

## 為什麼有所謂無乳糖牛奶？

乳糖是乳汁中的糖，大部分牛奶品牌都提供低乳糖牛奶。由於幫忙順利消化乳糖的乳糖酶在成人腸道中較少，造成許多人消化不適與奶類不耐，所以低乳糖有助消化乳汁。

# 脂肪

## 添加性脂肪

添加性脂肪太常被妖魔化,其實並非壞東西,人體每天都需要脂肪。其成分幾乎全為脂質,這種巨量營養素扮演基礎且重要的角色。事實上,脂肪能夠提供熱量,對於大腦和肌肉不可或缺,也是細胞膜的主要成分,並能合成荷爾蒙並幫助脂溶性維生素(A、D、E、K)吸收。

### 注意

反之,使用太多脂肪或選擇不當的脂肪添加物和富含脂肪的食物,恐對健康造成負面影響。

添加性脂肪可能是動物性來源(奶油、鮮奶油)或植物性來源(植物油)。

| 天然脂質 | 加工食品 | 添加性脂質 |
|---|---|---|
| 食物中固有的脂肪。 | 含大量脂肪的加工食品。 | 添加性脂肪,也就是脂肪。 |

肉類　　高脂魚　　　酥皮類麵包　　薯片

    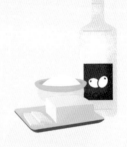

醃製肉品　含油作物　　工業化產品　　甜點　　　　　　添加性脂肪

## 哪種脂肪適合烹調？

橄欖油、椰子油、葵花油、花生油和精製芥花油是能夠耐受高溫的植物油。其中以富含Omega 9的橄欖油最為健康，適合煎、炒、烤，但不適合用於極高溫的情況。葵花油和花生油可耐受極度高溫，因此可用於油炸。椰子油是僅由飽和脂肪酸組成的油品，因此非常耐高溫。

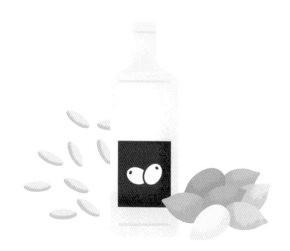

## 為了維持良好平衡，必須從不同來源攝取脂肪。

### 攝取

僅能從飲食中攝取多元不飽和必需脂肪酸，也就是知名的Omega 3和Omega 6。富含Omega 6的脂肪為葵花油、玉米油、紅花油、葡萄子油、花生油；而富含Omega 3的脂肪則為芥花油、核桃油、榛果油、亞麻油和大麻子油。

攝取多元不飽和脂肪酸：主要為Omega 9，這種脂肪的首要來源為橄欖油。

### 限制

限制飽和脂肪酸的攝取，這種成分常見於奶油、法式酸奶油和椰子油中。

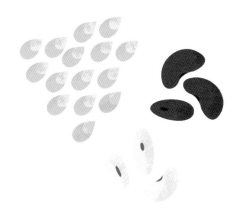

### 注意

請當心工業化高脂產品，它們大部分都以劣質和加工油品製成，有時候在包裝上會標示為「不完全氫化油」（人工反式脂肪）。

# 甜食

　　如果採用健康均衡的飲食法，那麼偶爾吃點甜食對身體沒有壞處，但若過量攝取，就會有害！

　　過量攝取會導致過重、肥胖和相關疾病，例如糖尿病、心血管疾病和某些癌症。攝取糖類也會增加蛀牙的風險，不論成人小孩都一樣受害。

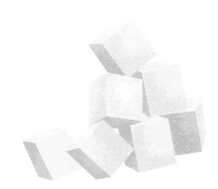

## 注意

法國的平均糖攝取量為每人每日100克以上，這意味著我們每天平均吃進 20 顆方糖。

## 哪些產品屬於甜食？

甜味是這些產品的共同特點，而它們的營養成分主要由單糖構成，含極少（甚至不含）對健康不可或缺的營養素。

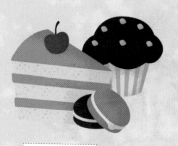

甜點

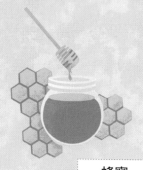

蜂蜜

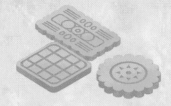

餅乾

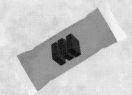

巧克力棒

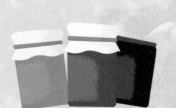

果醬

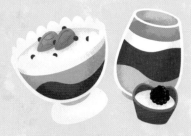

奶類甜品

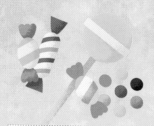

糖果

冰淇淋

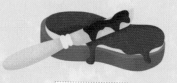

抹醬

# 飲料

## 我們都知道唯一不可或缺的飲料是：水

　　人體組成中有60%的水，而我們每天會流失2公升的水，必須透過水、飲料和食物所含水分來補充，以維持平衡。

　　就飲用量而言，建議每天至少喝8杯水，也就是每日1.5到2公升的水。

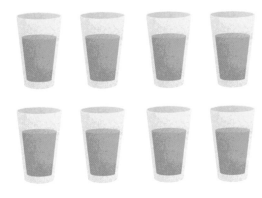

每日喝8杯水

## 飲料分類：

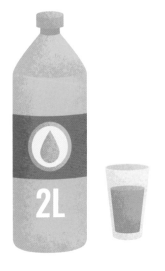

### 水

應該經常飲用白開水：大部分應於白天飲用，以免造成水腫。可以攝取無糖的茶、咖啡（適量）與花草茶來補充水分。也可以飲用一些氣泡水，但其中所含的二氧化碳可能導致水腫，而且某些氣泡水含鹽量過多。

## 果汁

如果選擇優質果汁，就能喝進其中蘊含的果糖、維生素和礦物質等。請選擇無添加物的「100%純果汁」、果昔或冷榨果汁。

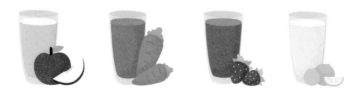

## 汽水和其他含糖飲料

汽水和其他含糖飲料不含任何維生素，只有糖和添加物。這種飲品可用於調劑心情或聚會同樂，偶爾喝喝無妨。經常飲用汽水和含糖飲料會增加變胖機率，以及罹患第2型糖尿病及心血管疾病的風險。

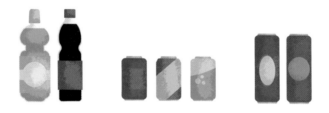

## 酒精

酒精飲料應以小酌怡情的原則飲用（即使許多研究顯示適量飲酒能夠預防某些心血管病），它會產生熱量並促成脂肪堆積，也因其利尿效果而會造成脫水。

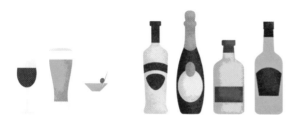

### 那麼低卡汽水呢？

使用合成甜味劑取代蔗糖這種飲料的確幾乎不含卡路里，但仍保有甜味（和添加物！），這會加深食用或飲用含糖飲食的欲望。此外，甜味劑對健康的影響尚未可知。所以我們也應該限制攝取含甜味劑的飲料。

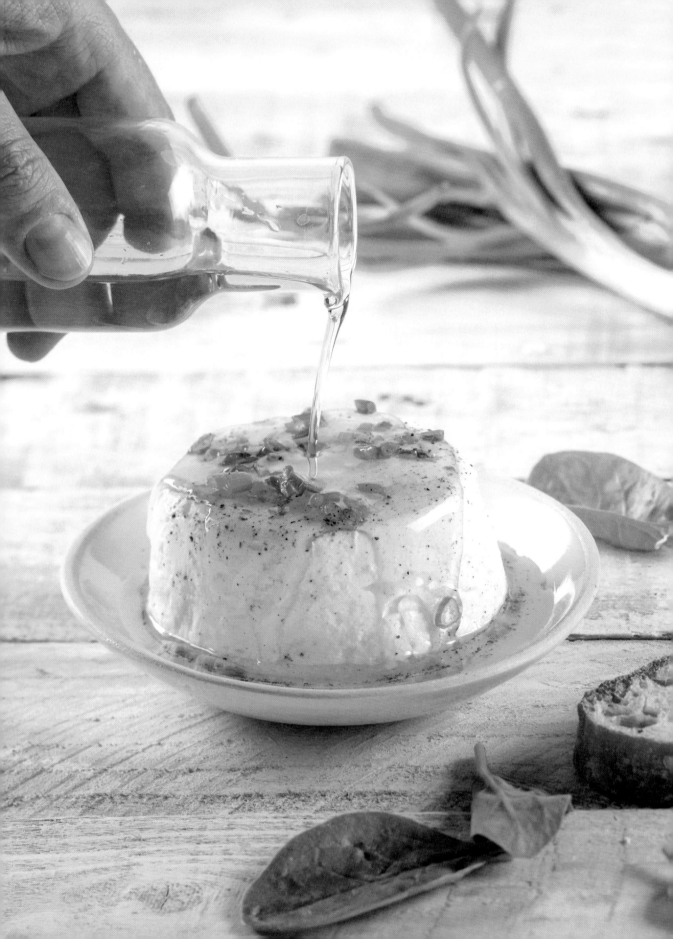

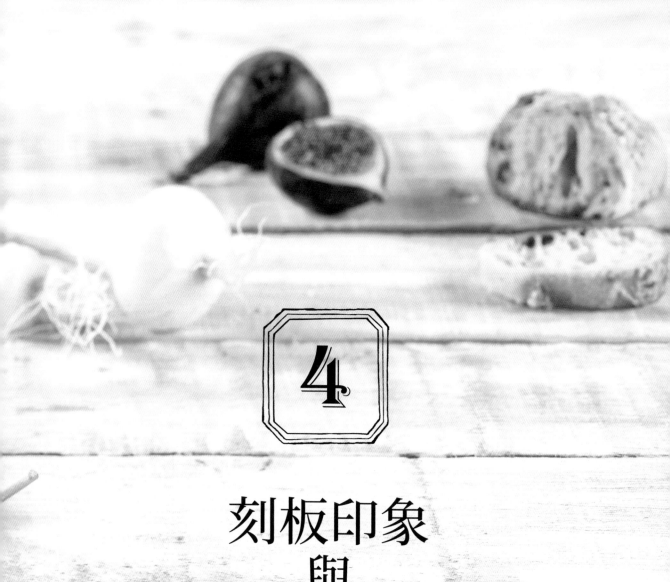

# 4

# 刻板印象
## 與
## 不實謠言

# 吃得油膩：
# 是好是壞？

脂肪長期以來一直惡名在外！的確，脂肪提供最多熱量。但值得慶幸的是，計算卡路里不是評估飲食是否優質的方式，熱量的來源比起熱量的數字更加重要。

## 不同的食物含有不同的脂肪成分

| 55卡 | 70卡 | 115卡 | 200卡 |
|---|---|---|---|
| 1把薯片 | 1大匙美乃滋 | 4片臘腸 | 1片鮭魚 |
| 1把核桃 | 1大匙橄欖油 | 1份康堤乳酪 | 1個巧克力可頌 |
| 70卡 | 90卡 | 125卡 | 255卡 |

## 好好選擇攝入的脂肪

### 我們在意的是脂肪酸的品質

我們經常聽到必需脂肪酸Omega 3的大名。它和Omega 6與Omega 9都是應該優先選擇的營養素，而且應該是我們最大的脂質來源。這些所謂的「不飽和」脂肪酸屬於「好」脂肪，能夠發揮保護心血管健康的作用。存在於植物油、高脂魚、核桃、杏仁、芝麻子與亞麻子中。

但我們需要所有種類的脂肪，飽和脂肪也不例外！當然食用量要比「好脂肪」減少許多。它們存在於奶油、法式酸奶油、肉類、醃製肉品或椰子油中。若攝取過量就會變成「壞」脂肪。

只有反式脂肪必須確實避免。這種脂肪大部分存在於加工脂肪產品中，以及使用植物油高溫烹調的情況。

### 可以確定的是：

**脂肪並非我們飲食的禁忌品。**

為什麼呢？因為這種營養素是能確實供給身體能量的燃料，並對於細胞膜的組成以及維護腦部特性不可或缺。這正是為什麼脂質應占每日飲食總熱量的 35% 到 40%。

所以脂肪本身益處良多！過度攝取（包括「好」脂肪）才是造成體重和健康問題的元兇。

## 白糖、龍舌蘭糖漿、阿斯巴甜代糖…應該選擇哪一個？

身體和大腦都需要糖。對於許多人來說，糖是愉悅和撫慰的同義詞。不過它主要的能力是提升血糖（可能有點提太多），如果過度攝取會造成無法控制的渴求。快糖能夠迅速為身體組織提供能量，其中一部分會儲存於肝臟和肌肉，這兩處的儲存量用完後，多餘的醣類會以脂肪形式儲存。這個過程若反覆數次，經年累月下來，會對身心造成下列後果：疲倦、注意力不集中、形成蛀牙、腸道菌叢失調、過重、心血管疾病、糖尿病、癌症等。

### 為了避免這些問題：

請勿食用超出人體所需的糖量，游離糖的攝取量應低於總攝取熱量的10%。選擇能夠避免產生過大血糖峰值的糖類。

### 大部分的含糖工業化產品都使用精製糖。

雖然名稱各異，但它們都是精製糖：果糖、蔗糖、葡萄糖、右旋糖、玉米糖漿、葡萄糖漿、果葡糖漿、澱粉糖漿、麥芽糖萃取物、麥芽糖、棉子糖、麥芽糊精……

過量精製糖和加工糖有害健康，還會造成上癮問題。

### 選擇全蔗糖

選擇全蔗糖（紅糖〔rapadura〕或黑糖〔muscovado〕）來取代白糖。未精製的全蔗糖含維生素、礦物質、微量元素和纖維質。相較於提供「快卡路里」的白糖，其在消化後會較慢進入血液。

選擇「好」糖並避開「壞」糖。

### 那麼合成甜味劑呢？

避免用阿斯巴甜代糖、糖精、甜蜜素等食品工業經常使用的合成甜味劑來取代糖。它們的甜度是白糖的兩百倍，幾乎沒有任何熱量。但這些假糖是化工產物，完全不能提供能量。大腦會將其視為真糖並將錯誤訊息提供給感受甜味的組織器官，可能會提高身體對糖的渴望度並因而攝取更多！

### 注意

這不是要你完全不吃糖，而是控制攝取量並擇優而食。這樣就能享受吃甜食的愉悅，又不會上癮，並對身材和健康產生負面影響。

## 糖的其他天然替代品

### 甜菊糖

來自植物，不含任何熱量且具備高甜度（白糖的三百倍）。由於其對血糖影響甚微，因此糖尿病患者經常使用這種糖類。但使用時仍應謹慎，因為工業化食品所含的甜菊糖雖然宣稱「自然」，但其實只含有極少數甜菊萃取物，是經過工業化加工的產物。

### 楓糖漿

天然糖漿，抗氧化物、維生素與鋅、鉀等礦物質來源。由於熱量稍低、高甜度、對血糖值影響較小，因此是白糖的健康替代品。

### 龍舌蘭糖漿

植物萃取物，能夠避免產生胰島素高峰。這種產品的甜度也高於一般糖，而且熱量較低。龍舌蘭糖漿富含果糖，能對升糖指數發揮有益作用，但若過量攝取會造成問題。如同所有糖類，攝取時應遵循建議方針！

### 椰花糖

含有維生素與礦物質，尤其是磷與鉀。洋溢焦糖風味，是製作甜點的理想選擇。我們也能找到液體形式的椰花糖漿。

### 蜂蜜

含維生素、礦物質、氨基酸的天然產品，具有高甜度。食用少量即能擁有相同的甜味效果。但它依舊屬於糖類，因此應該節制攝取。

### 木糖醇

或稱樺樹糖的優勢在於其風味和甜度都不遜於白糖，但是熱量和對升糖指數造成的影響卻較低。可以用於製作任何食物，但應該適量使用，因為攝取過量可能會對腸道運輸造成負面影響。

---

## 注意

留意紅糖：其顏色容易造成錯覺，讓人誤以為它不是全蔗糖。事實上，這種糖類與白糖類似，營養成分相差無幾。

## 這些真的比較好嗎？

低熱量、富含維生素、少鹽、有機、本地產品……

### 有機

有機不代表「健康」或「低卡路里」。對於原形產品來說，有機十分有利，因為其生產模式不使用任何對健康有害的化學品。然而，隨著消費者的需求增加，市面上出現形形色色的有機產品，其加工品可能包含非有機成分、添加劑、過多脂肪與糖份……請務必記得檢視成分清單。

### 少鹽

對於採用特殊飲食法的人或高血壓病患，此類產品或許有益。不然只需要在烹調時謹慎加鹽，並且在合理的範圍內食用高鹽食品（醃製肉品、乳酪、麵包）即可，並避免食用速食湯、工業化生產醬料與即時料理包，以免超過每日預估的5克上限。

### 在地

小心，在你鄰近地區生產的食物可能使用大量農藥以及對環境不友善的農法。務必多花點時間，瞭解食物的產地以及生產方式。

### 低熱量

這類產品存在已久，能夠滿足大眾既想享受口腹之欲，又不增加體重的需求。所謂的「低卡」產品必須至少還有同類傳統產品的30%熱量。其目的在於盡可能接近原產品的口感和口味。但這意味著添加眾多化合添加物、合成甜味劑（對減糖食品而言），以及失去脂溶性維生素（A、D、E、K）等珍貴營養素（對低脂食品而言）。而我們也經常發現在低脂食品中會添加糖。

### 富含鈣質、維生素、OMEGA 3…

這種食物可能只對缺乏此類微量營養素的人有益，對他人則無甚用處，甚至可能造成組織失衡。

# 是否應該減少食用麩質與乳糖？

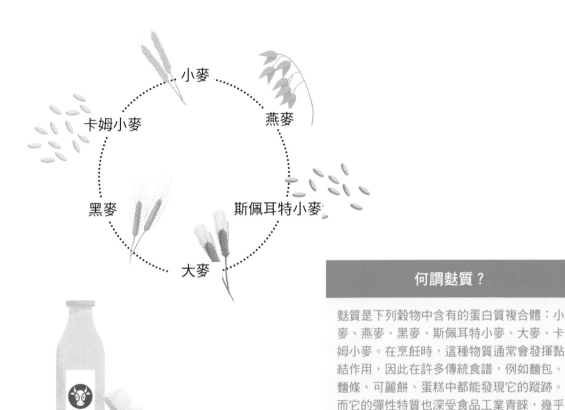

小麥

燕麥

卡姆小麥

斯佩耳特小麥

黑麥

大麥

## 何謂麩質？

麩質是下列穀物中含有的蛋白質複合體：小麥、燕麥、黑麥、斯佩耳特小麥、大麥、卡姆小麥。在烹飪時，這種物質通常會發揮黏結作用，因此在許多傳統食譜，例如麵包、麵條、可麗餅、蛋糕中都能發現它的蹤跡。而它的彈性特質也深受食品工業青睞，幾乎無所不加。

## 何謂乳糖

乳糖是存在於哺乳類奶汁中的糖。接近半數成人都患有乳糖不耐症，這是因缺乏幫助消化乳糖的乳糖酶而導致的乳糖消化困難症狀。不過乳糖多數僅存在於牛奶中，優格和乳酪幾乎沒有乳糖。

## 注意

請勿混淆乳糖不耐和牛奶蛋白過敏，後者更為嚴重但也較罕見，而且有成年後即消失的傾向。

# 攝取肉類是否必要？

我們的身體與大腦需要蛋白質和鐵質，此類營養素存在於各種食物中，尤其是肉類。這些營養對於人體組織都是必要成分並扮演重要角色，而且某些必需胺基酸只能從食物中攝取。

幸好，蛋白質並非只存在於肉類中，蛋類、魚類、豆類、黃豆、水果與油料種子、全穀物、乳酪與奶製品都是良好的蛋白質來源。鐵質的話，在蔬菜中也能找到，例如：扁豆、腎豆、菠菜、黃豆、芝麻、黑巧克力等。

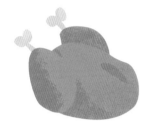

我們從未如此瞭解過度攝取肉類與肉類製品對健康和環境的影響。

### 素食

如果吃素，只要以理想的方式達成均衡飲食，食用原形、未加工食物，著重豆類、全穀物、蔬菜的多元化與優質組合，就不會缺乏鐵、鈣和任何維生素。唯一可能不足的維生素是B12，但這只會發生在完全不吃任何動物來源產品的素食者身上。在這種情況下應該服用維生素B12補充品作為替代方案。

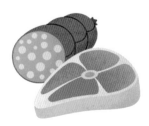

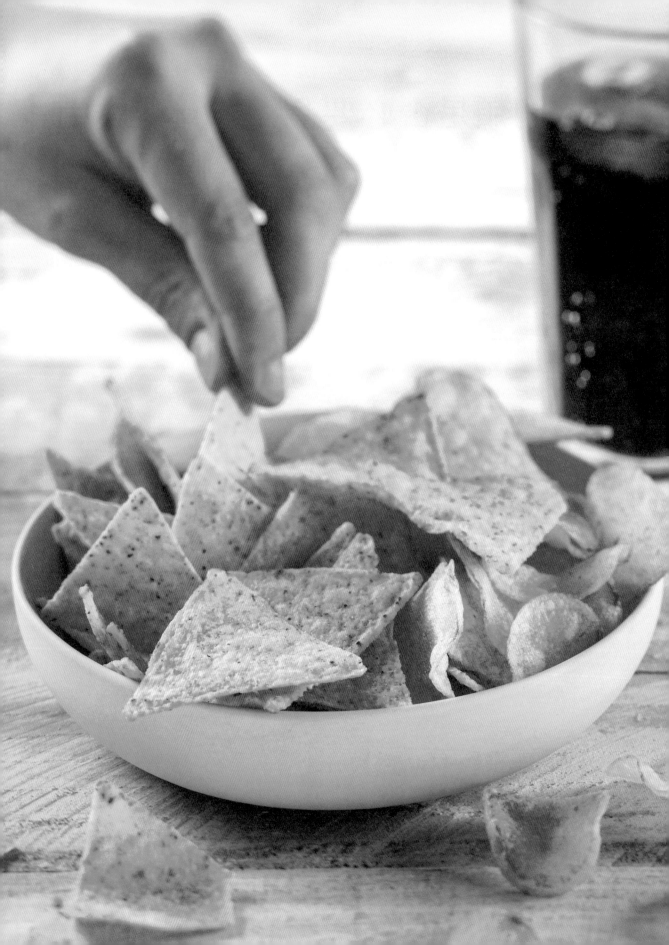

# 劣質飲食
# 的風險

多油、多糖、多鹽……劣質飲食的特徵是某些營養素過量，
但也可能是缺乏營養價值，例如缺乏維生素、礦物質、纖維素、必需脂肪酸。
起因通常是太常食用營養價值不高的加工和工業化產品。

**這種不良飲食方式會對健康造成嚴重後果。**

# 過重、肥胖、糖尿病

## 身體質量指數BMI

當熱量不均衡時，也就是攝取的食物超出我們消耗的熱量，身體就會將多餘的熱量以脂肪形式儲存起來，導致體重增加。

當BMI（身體質量指數）高於25時，即是所謂的過重，超過30稱為肥胖，而超過40則是病態肥胖。不過，BMI並未考量身體的不同組成，即脂肪質量、肌肉質量、骨質量和含水量。舉例來說，一個肌肉非常發達的人會有高BMI，但他並非過重。

### 計算BMI

$$\frac{體重（公斤）}{身高（公尺）^2}$$

### 注意

如果過重，請改善飲食以重新回到健康體重，避免進展到肥胖的程度。肥胖是導致眾多疾病的風險因子，而且與罹患糖尿病高度相關。

## 想知道自己的身體脂肪是否過量

### 你可以：

・利用生物電阻分析法測量脂肪質量百分比，最好由專業人士進行，並使用能夠估計身體不同質量組成的體重計。在空腹情況下，60歲以下女性的正常體脂率應介於21到34%之間，60歲以下男性則應在8到22%之間。

・利用捲尺測量腰圍，一律在空腹時，於最後一根肋骨的最低點與髖骨的最高點中間進行測量：這是內臟脂肪的良好指標，這種脂肪位於腹部且包圍重要器官，顯示壞脂肪囤積的跡象。如果腹部脂肪太多，發展出糖尿病、心血管疾病、梗塞、癌症等疾病的風險也就越高。根據歐洲標準，當測量值超過80公分（女性）或94公分（男性）時，即代表脂肪過剩，有危害健康之虞。

## 縮小腰圍的解決方案？

腹部囤積脂肪通常與食用過多高升糖指數與富含飽和脂肪的食物有關。

## 補救之道：

### · 飲食均衡

重新調整飲食以減去過多的體重，亦即降低體脂率。

### · 低GI

減少餐食的GI值，攝取的食物應大多數為低或中GI。

### · 攝取良好脂質

謹慎選擇脂質來源，盡量以不飽和脂肪酸為主（橄欖油、芥花油、亞麻子油、杏仁、核桃、含油種子、高脂魚、酪梨等），避免飽和脂肪酸（奶油、乳酪、高脂肉類等）

### · 食用富含纖維的食物

增加富含纖維的食物，有利調節腸道對醣類（水果、蔬菜、豆類、油料作物等）的吸收。

### · 減少快糖

大量減少快糖，避免胰島素太過急遽上升。

### · 規律運動

納入定期規律、強度適中的耐力運動。用餐後散步是應該養成的良好習慣，有助降低我們進食時升高的血糖。

### · 睡得好就能吃得少

好好睡覺：缺乏睡眠會導致飢餓素分泌增加，這種荷爾蒙會刺激食欲並減少瘦體素（也就是製造飽足感的激素）分泌。

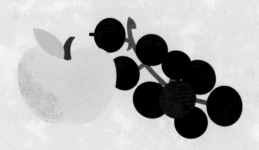

# 心血管疾病

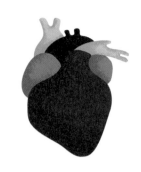

## 心血管疾病風險

　　心血管疾病是全球死因第一名，這類疾病會影響心臟與動脈，成因是脂肪堆積在動脈管壁，妨礙血液良好循環。如此一來，腦部和心臟得到的供血就會變少，可能導致腦中風或心肌梗塞。雖然存在遺傳性風險，但我們可以針對幾個提高心血管疾病風險的因素採取行動，例如高血壓、糖尿病、肥胖、高膽固醇血症（血中膽固醇比例偏高）、久坐不動、壓力和菸酒。

## 哪些解決方案有助降低心血管疾病風險？

### ・減少壞脂肪
　　減少食用含大量飽和脂肪酸的食物，盡可能降低反式脂肪酸，並且增加富含Omega 3、6和9的食物。攝取Omega 3能夠降低動脈壓。

### ・攝取具抗氧化功效的維生素A、C、E與礦物質
　　紅色莓果，尤其是藍莓，含有豐富的類黃酮；巴西莓是強大的抗氧化食物；芒果、甜桃、杏桃和葡萄也具備非常優良的抗氧化能力；葡萄柚和蘋果能降低壞膽固醇且對心臟有益；石榴（尤其是果汁）因為富含多酚因此有益心血管健康；含70%可可脂的黑巧克力具有類黃酮，能夠貢獻強大的抗氧化功效；堅果和油料作物與蔬菜（例如甜菜根、綠花椰菜、胡蘿蔔、蘆筍）也都含有豐富的抗氧化物。

### ・食用豆類
　　在每週飲食中至少納入3到4次豆類（扁豆、乾豌豆、笛豆、鷹嘴豆、紅腎豆與白腎豆、蠶豆等），它們沒有飽和脂肪酸，又是良好的纖維與鉀來源。

### ・運動
　　進行能加快心律的體能活動。

### ・放鬆
　　透過各種放鬆方式減少慢性壓力。

### ・大幅減少菸酒

# 癌症

## 發展出癌症的風險

　　癌症發生可能源自多種不同導因，有時候受到遺傳影響，通常跟生活方式有關，例如飲酒、吸菸、接觸某些化學產品、感染病毒或細菌、失衡的飲食等。此外，證據顯示體重過重的人士較有可能罹患癌症。即使飲食之外的其他因素對癌症發生也有影響，但是我們攝取的食物能夠顯著降低相關風險。

體重過重者較有可能發展出癌症。

## 哪些解決方案有助降低罹癌風險？

### ·富含纖維的食物

　　攝取富含植物性纖維的食物，它們具有保護功效，能夠預防癌症，特別是結腸癌。

### ·每天食用蔬菜水果

　　每天攝取蔬菜和水果。多項研究顯示，食用足夠蔬菜和水果的人士罹癌風險較低。甘藍菜和綠花椰菜含有各種抗氧化物與纖維素，已獲得肯定能對某些類型癌症產生預防功效。

### ·優質食物

　　選擇品質良好的有機或理性農產食物，避免農藥對健康產生危害。此外也應選擇極少加工的食物，以免攝入過多化學添加物。

### ·控制餐食的脂肪含量

　　飽和脂肪過多的食物會增加某些癌症的罹患風險。少吃肉類，多從其他來源攝取蛋白質，例如原本就含極少飽和脂肪酸的魚肉、海鮮、豆腐與豆類等。烹飪時最好使用富含不飽和脂肪酸、有助保護動脈的植物油，並以植物性飲食為主。

### ·減少煙燻、燒烤和油炸食物

　　煙燻（例如煙燻鮭魚使用的手法）高溫會產生可能致癌的有毒物質。

# 腸胃問題

## 照顧腸道益生菌，幫助消化順暢

我們所吃的食物，會在腸道進行最後的消化，所以如果攝取劣質飲食，對腸道和棲息在腸道的菌群（益生菌）影響甚鉅。這聽起來是個十分合邏輯的理論！消化功能與我們的腸道菌群品質和攝取的食物息息相關，對我們的身心健康也有影響。

## 身體健康

在身體層面，如果身體正確吸收良好營養成分，就會更加健壯，也更能抵禦外界侵襲。

## 心理健康

在心理層面，腸道菌群導致的消化不良會使血清素（也就是有名的幸福荷爾蒙）分泌減少，造成情緒困擾、注意力不集中、壓力加劇、焦躁與沮喪。

**腸道運作良好，身體健康不老。**

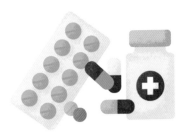

**腸道菌群出現變化，健康問題隨之而來：**

服用藥物（主要是抗生素）或體重過度增加是導致變化的主因。菌群如果遭到破壞會引起某些腸道問題（便祕、腹瀉、食物不耐症)、高度容易感染，以及提高發生腸道慢性發炎疾病的風險。

## 哪些解決方案
## 有助改善腸道健康？

· **均衡飲食**

　　採取行動，攝取均衡飲食，從而減去多餘體重。

· **攝取有利益生菌存活的飲食**

　　優格、乳酪、卡菲爾、康普茶、酸白菜、味噌等發酵食品；富含纖維的食物；全穀麥和豆類，以及具有益菌生和益生菌作用、能夠改善腸道益菌生態的食物，例如蒜頭、洋蔥、紅蔥頭、蜂蜜、朝鮮薊、韭蔥等。

· **避免有害益生菌存活的飲食**

　　高度加工、脂肪過多、糖分太高的產品、含糖或含酒精飲料，以及過量紅肉和醃製食品，都對益生菌有害無益。

· **照顧腸道菌群**

　　藉由益菌生和益生菌療法，促進與提升腸道菌群活動，藉此重建腸道菌群。

對益生菌有利　　　　　　　　　　　　對益生菌有害

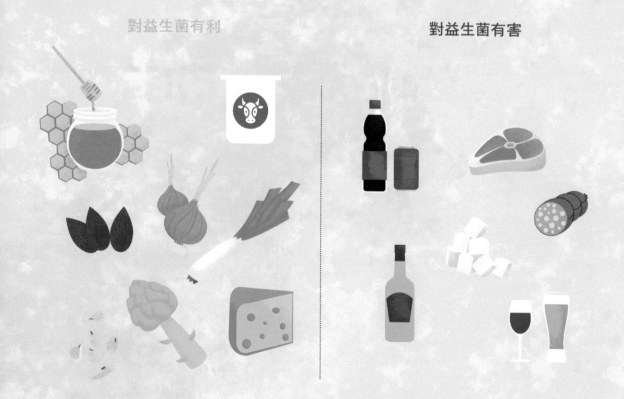

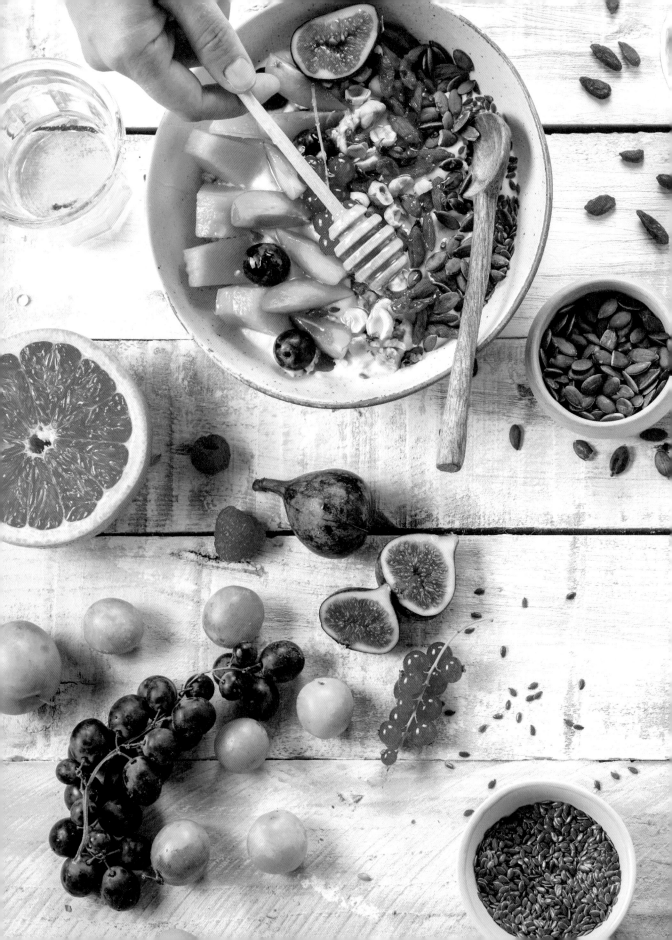

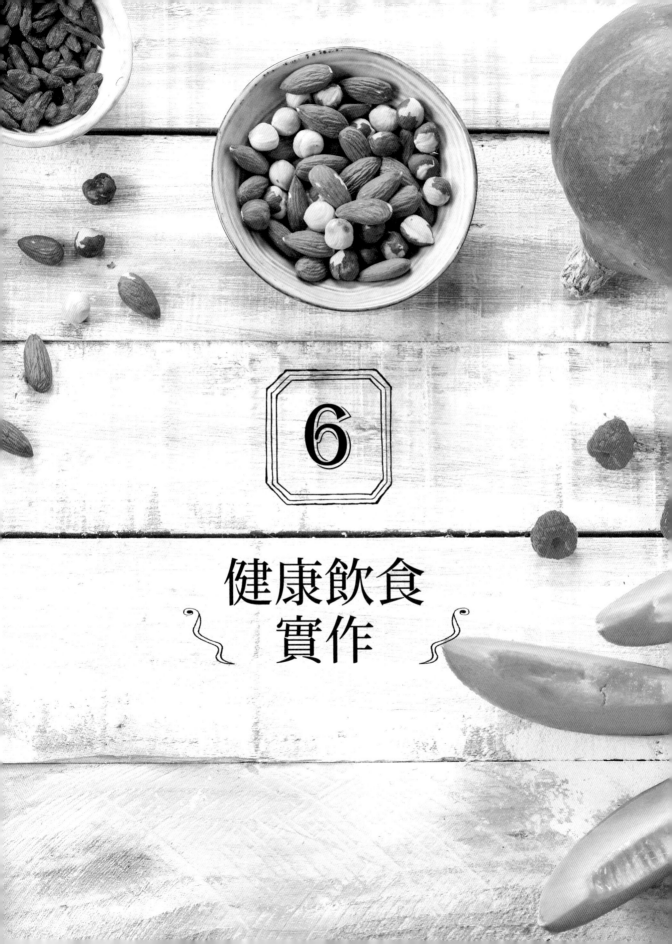

# 6

## 健康飲食
## 實作

# 增加攝取

## 豆類

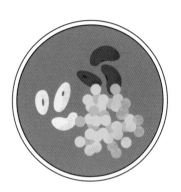

扁豆、白腎豆、紅腎豆、鷹嘴豆、乾豌豆、豌豆仁、綠豆、笛豆、蠶豆。

**作法**
取代動物性蛋白質，搭配全穀麥（米、扁豆、藜麥、鷹嘴豆、布格麥和紅腎豆）或搭配魚肉、禽肉、蛋類、畜肉⋯⋯

每週
**2次**

## 含油堅果

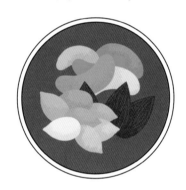

核桃、榛果、花生、巴西堅果、胡桃、杏仁、開心果。

**作法**
可以加在早餐的麥片、原形穀麥或燕麥粥中，或是納入一天的主餐內（可作為主餐的大沙拉、蔬食碗⋯），或與新鮮水果一起作為下午茶點心。

每天
**1把**

## 高脂魚類

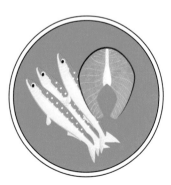

鮭魚、鮪魚、鯡魚、鯖魚、鱒魚、沙丁魚；搭配芥花油、亞麻子油、核桃油（與富含Omega 9的橄欖油交替使用）

**作法**
在中午或晚上的主菜中納入魚肉，搭配蔬菜和／或澱粉。調味時加入含有豐富Omega 3的植物油，不要加熱，以便保有其功效益處。

每週
**1次**

所有水果和蔬菜，新鮮、冷凍、罐頭、天然、生食或熟食都可以，最好選用當季且有機的蔬果。

## 作法

蔬菜：生食（刨絲、切成條狀、切成圓片），或清蒸、使用平底鍋、微波爐、烤箱、壓力鍋（以溫和烹調法為佳），加入新鮮香草、香料和少許植物油一起烹調。可以透過快炒、塔派、焗烤、湯品和泥糊等各種烹飪方式呈現料理。

水果：生食能夠獲得最大效益，但有時也可以換個方式，做成家常果泥（不加糖也可以）。

# 水果與蔬菜

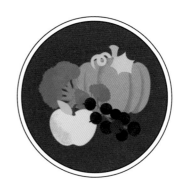

每天 **5份**

一份相當於80到100克，
也就是1顆蘋果、1根小香蕉、2顆杏桃、
1顆番茄、1根胡蘿蔔…
如何一天吃到5份蔬果？
可以考慮在早餐或下午茶時食用水果，
或是以生食沙拉作為一餐的開始，
或在晚餐來碗蔬菜湯…

全麥麵條、全麥麵包、全胚芽米或5分胚芽米、糙米、菰米、布格麥、藜麥、燕麥片、大麥、小米、斯佩耳特小麥和單粒小麥、全黑麥麵包…

## 作法

用全麥版本替代精製或「白」麵類製品。作為主食，搭配蔬菜或一份豆類，或一份魚肉、禽肉、蛋類、畜肉和蔬菜。可以與新鮮香草、香料、清爽自製醬汁（番茄醬、植物油基底的乳醬）一起烹調。避免使用油膩或工業製造的醬汁，也不要慣性加入乳酪。

# 全胚芽穀物

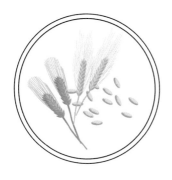

至少每天

**1份**

# 減少攝取

## 畜肉和醃製肉品

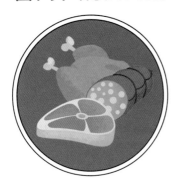

牛肉、小牛肉、豬肉、羊肉、綿羊肉，內臟和醃製肉品（臘腸、生火腿、風乾火腿、法式白火腿、禽肉火腿、香腸、臘肉、培根）。

### 作法
從其他來源攝取蛋白質：蛋類、魚肉、海鮮、禽類、豆類、全穀麥。

**每週最多攝取**
**500克** 畜肉
以及每週最多
150克醃製肉品。

---

餐桌鹽、醃製肉品、乳酪、麵包、即時料理、開胃小點、速食湯包粉…

### 作法
先試嘗料理的味道再決定是否加鹽、減少煮食湯汁中的鹽分、加入新鮮香草、胡椒和香料來提升料理風味。

**每天最多**
**5克** 鹽

**鹽**

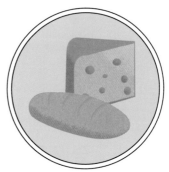

---

## 乳製品

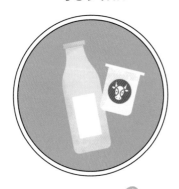

優格、牛奶、白乳酪、發酵奶和綿羊奶、牛奶、山羊奶乳酪…

### 作法
作為一餐的結尾，或在早餐食用，或加入料理，例如焗烤和鹹派中的乳酪。

**每天**
**2份**
乳製品

成人建議量，取代先前建議的一天3份。

請留意：奶油、法式酸奶油和奶類甜點與某些鮮奶油甜點不算在一份乳製品裡面。

# 高度加工食品、含糖飲料、高油、高糖、高鹽食品

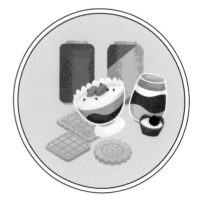

蛋糕、某些早餐穀物、汽水、含糖飲料、即食料理、開胃小點、冷凍披薩、雞塊、藍帶雞排、優酪乳、奶類甜點、糖果，以及成分（包括添加物）可以列成長串清單的工業化與加工食品。

## 作法

最好在家自己烹調天然原食材。若要食用加工食品，請選擇不含添加物、以非精製原料製成的穀麥類，以及糖、油、鹽量適當的食品。

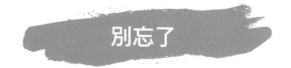

# 別忘了

## 運動

進行有助增加耐力與柔軟度和強化肌肉，每天至少30分鐘中等強度運動。也請避免長時間坐在螢幕前，每2個小時起來走一走。

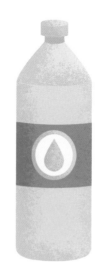

## 喝水

每天平均喝1.5公升無糖白開水、花草茶、茶和咖啡（不要過量）。

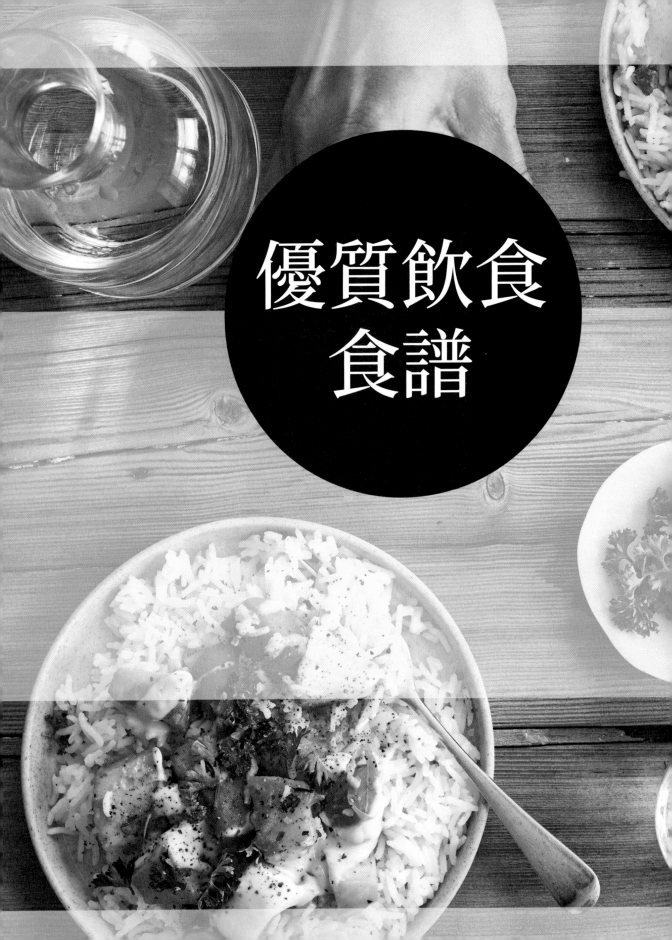

優質飲食
食譜

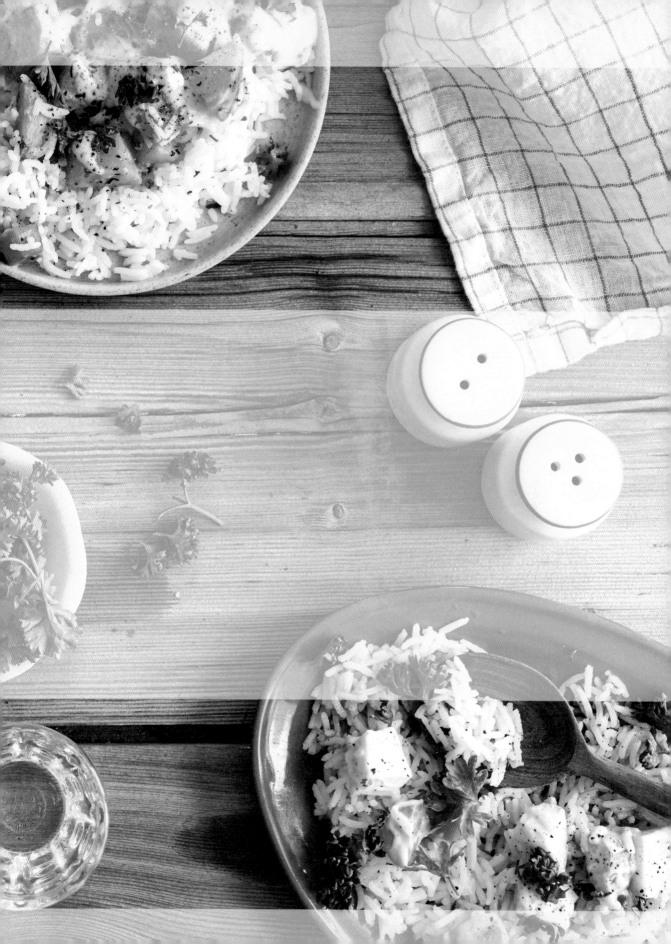

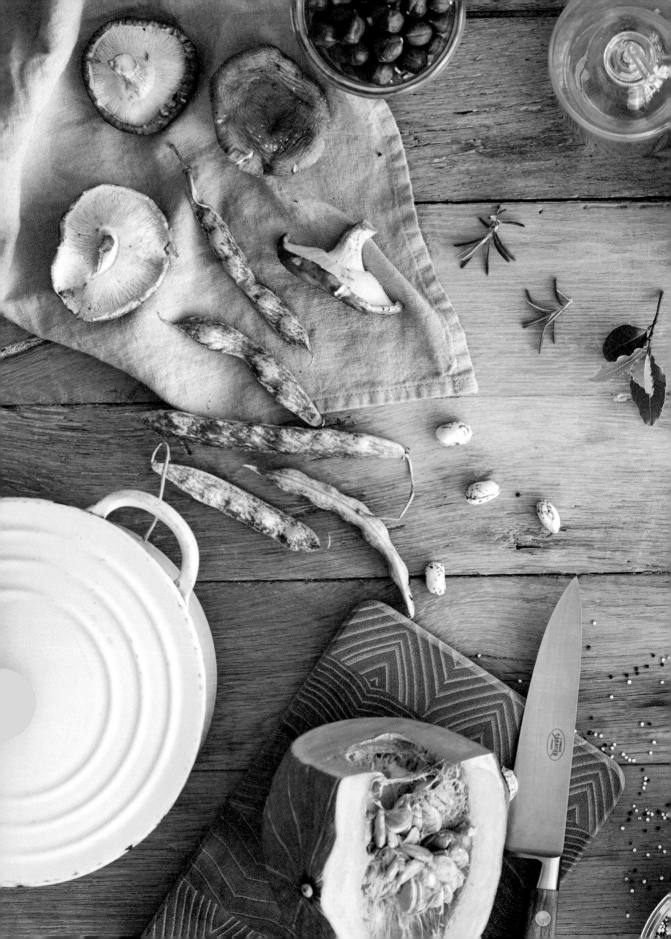

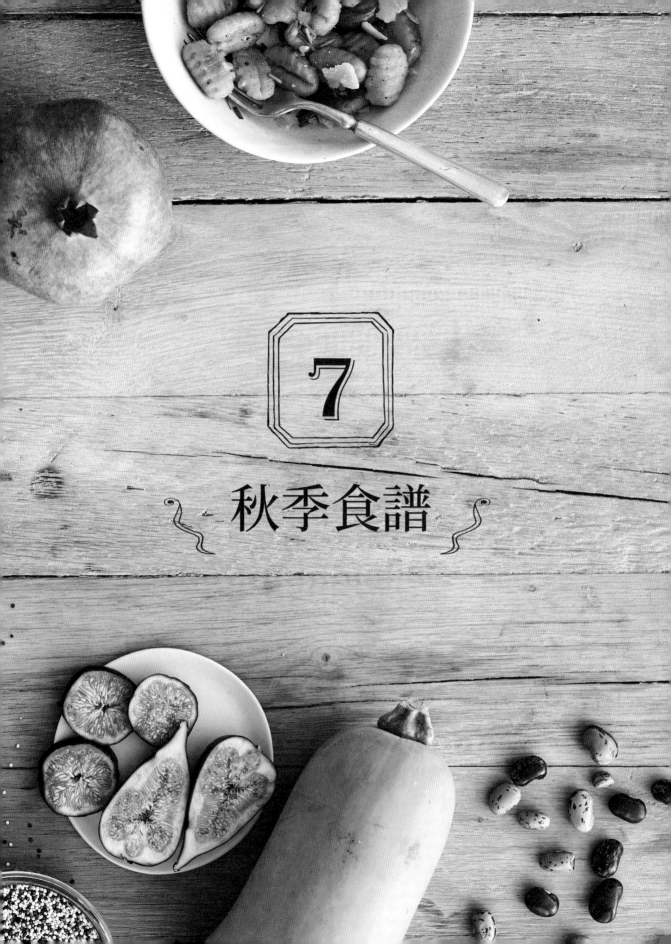

# 7

## 秋季食譜

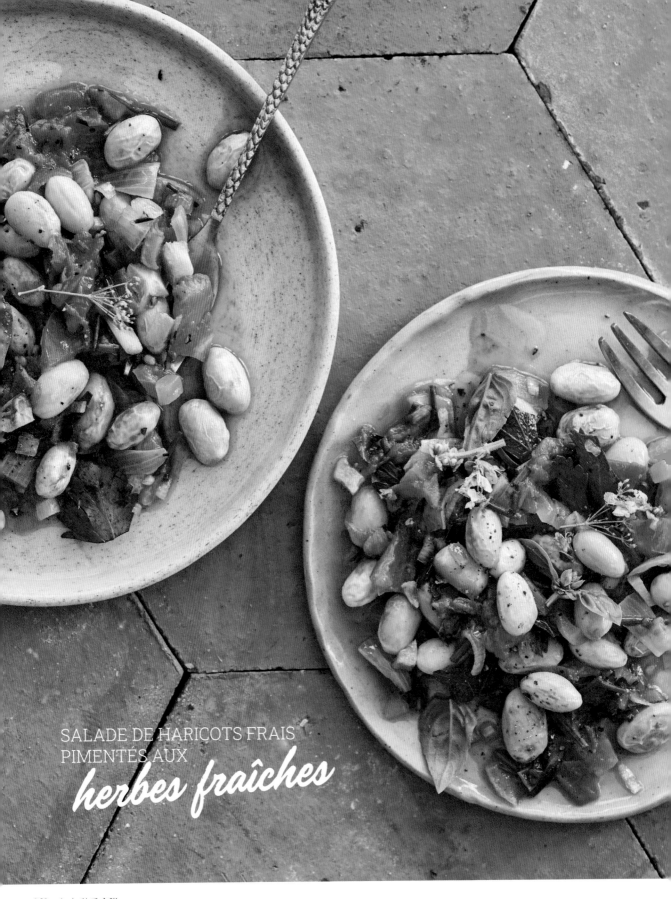

SALADE DE HARICOTS FRAIS
PIMENTÉS AUX
*herbes fraîches*

# 辣味白豆沙拉
# 佐新鮮香草

白豆擁有特別豐富的植物性蛋白質、纖維素和鐵質,在這道食譜中,也可使用含有相同營養成分的白腎豆取代。

〔份量〕
4人份

〔準備時間〕
15分鐘

〔烹調時間〕
35分鐘

## 食材 ///

- 1公斤新鮮白豆
- 1顆洋蔥
- 50毫升橄欖油
- 1支百里香
- 1支迷迭香
- 2片蒜瓣
- 1顆番茄
- 1小截紅辣椒

### 沙拉

- 2顆紅蔥頭
- 4大匙平葉巴西利
- 4大匙羅勒
- 4大匙蝦夷蔥
- 10片油漬番茄乾
- 50毫升橄欖油
- 50毫升紅酒醋
- 鹽
- 艾斯佩雷辣椒

## 作法 ///

1　剝掉豆莢。

2　洋蔥切碎,淋上橄欖油,加入百里香、迷迭香和蒜瓣。

3　放入豆子與切塊番茄。

4　注水淹過食材,加入辣椒末,小火微滾煮30分鐘。調味。

5　在沙拉碗中放入溫白豆,湯汁不要太多。

6　拌入切碎的紅蔥頭和香草、切丁的油漬番茄、橄欖油和紅酒醋。

7　為白豆沙拉調味,溫熱上桌。

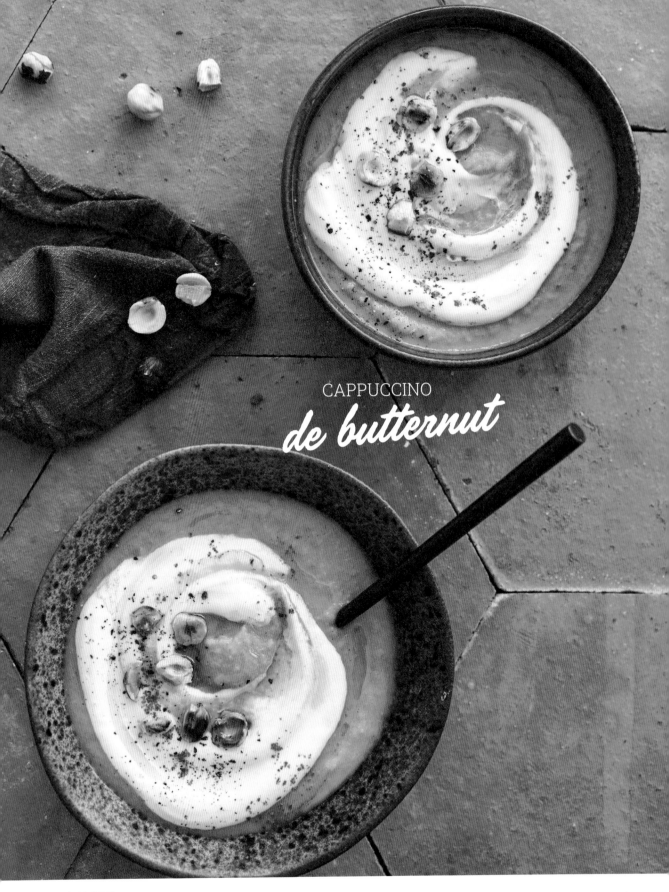

CAPPUCCINO
*de butternut*

# 奶油南瓜卡布奇諾濃湯佐榛果

由於使用奶油南瓜和榛果，這個食譜能夠提供豐富的抗氧化物，前者含有大量β-胡蘿蔔素，後者則含有維生素E。

〔份量〕
4人份

〔準備時間〕
15分鐘

〔烹調時間〕
45分鐘

**食材 ///**

* 800克奶油南瓜
* 1顆洋蔥
* 50毫升橄欖油
* 50克西洋芹
* 1公分生薑
* 1公升蔬菜高湯或雞高湯
* 2片蒜瓣
* 150毫升液態鮮奶油
* 1撮薑黃粉
* ¼把芫荽
* 榛果
* 鹽
* 艾斯佩雷辣椒

**作法 ///**

1 洋蔥切碎，淋上橄欖油。

2 加入切碎的芹菜和薑末。

3 加入切成2公分立方體的奶油南瓜。

4 燉煮20分鐘左右。

5 調味後加入高湯與蒜瓣。

6 再煮15分鐘後攪打成柔滑濃湯。

7 非常冰涼的鮮奶油打發成奶油霜。為奶油霜調味。

8 奶油南瓜濃湯適合溫熱食用，上菜前放上奶油霜，撒上薑黃粉和芫荽末。

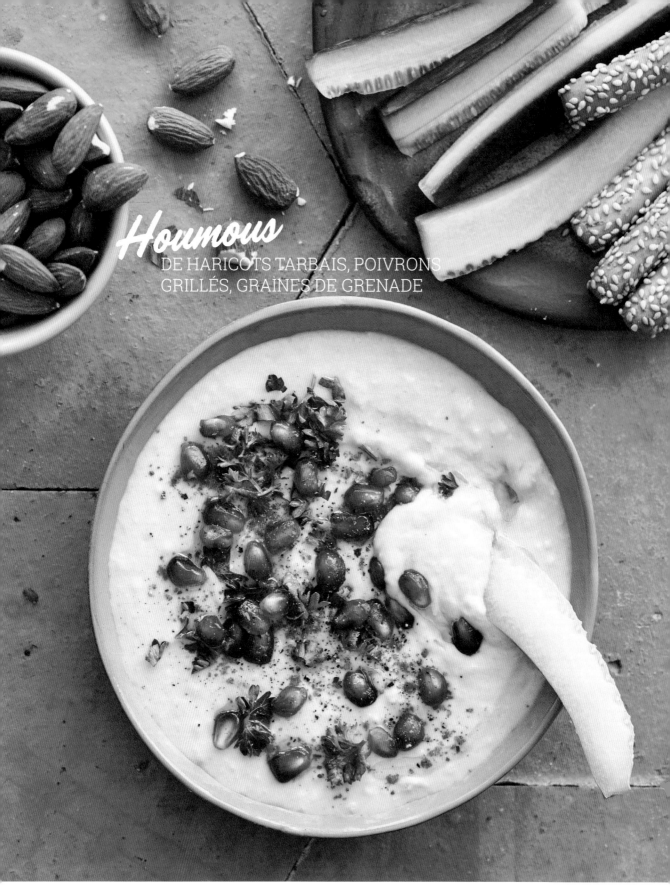

# Houmous
## DE HARICOTS TARBAIS, POIVRONS GRILLÉS, GRAINES DE GRENADE

★ 7-3 ·前菜·

# 塔布豆泥佐
# 烤甜椒與石榴子

塔布豆是豆科家族的成員之一，提供多種有益的營養成分（鐵、鈣、蛋白質等），而且升糖指數不高，絕對是吃巧又吃飽的首選菜色。

〔份量〕
4人份

〔準備時間〕
15分鐘

〔烹調時間〕
2小時

食材 ///

**煮豆**
* 200克塔布豆
* 50克胡蘿蔔
* ½顆洋蔥
* 1顆丁香
* 1支百里香
* 鹽

**豆泥**
* 1顆份黃檸檬汁
* 2片蒜瓣
* 50克中東芝麻醬

**完成上菜**
* 2大匙石榴子
* 1大匙平葉巴西利
* 少許橄欖油

作法 ///

1　使用冷水浸泡乾豆6小時，讓豆子吸水。

2　豆子放入深鍋，注入冷水，加入胡蘿蔔丁和洋蔥丁、丁香與百里香枝。

3　水滾後繼續以小火微滾狀態煮2小時。在烹調的最後階段才加鹽。

4　豆子留在煮豆水中放涼。

5　瀝乾水分後加入檸檬汁、大蒜和芝麻醬一起攪打成泥。依個人喜好調味。

6　最後放上石榴子和平葉巴西利，淋上少許橄欖油即大功告成。

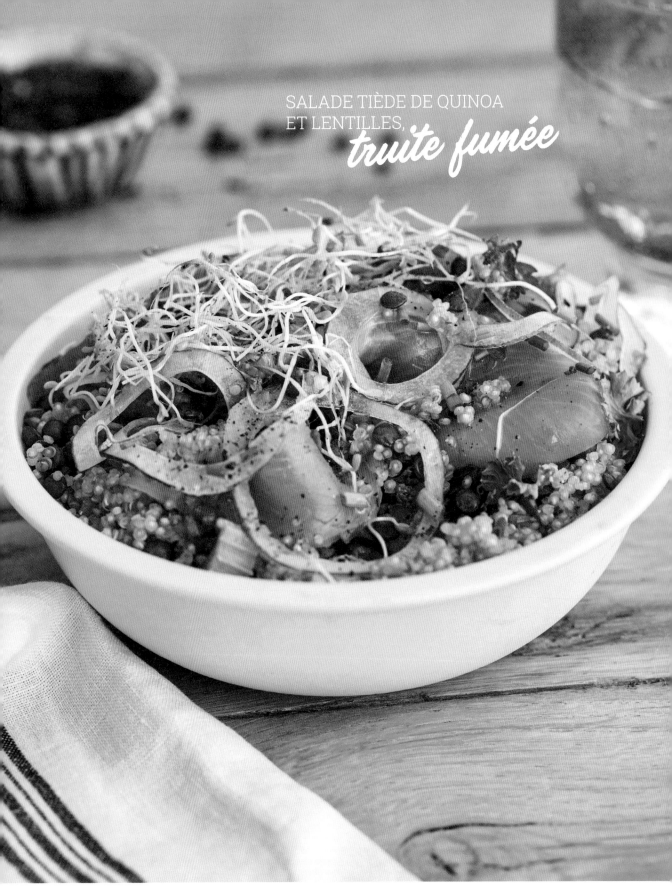

SALADE TIÈDE DE QUINOA
ET LENTILLES,
*truite fumée*

# 藜麥扁豆燻鱒溫沙拉

扁豆和藜麥的組合能夠提供優質蛋白質，以及人體良好運作所需的所有必需胺基酸！

〔份量〕
4人份

〔準備時間〕
25分鐘

〔烹調時間〕
45分鐘

## 食材

**扁豆**
* 150克扁豆
* 1顆洋蔥
* 1支百里香
* 50克西洋芹
* 50毫升橄欖油
* 2片蒜瓣

**藜麥**
* 100克藜麥
* 粗海鹽

**沙拉**
* 1顆紅蔥頭
* ½把細香蔥
* 2大匙平葉巴西利
* 100克煙燻鱒魚
* 50毫升橄欖油
* 50毫升紅酒醋
* 鹽
* 艾斯佩雷辣椒

## 作法 ///

1　使用橄欖油翻炒洋蔥、百里香和切碎的荷蘭芹。

2　加入蒜頭和扁豆，注水蓋過食材。

3　以小火煮扁豆25分鐘。在烹調的最後階段調味。

4　根據包裝上的指示，藜麥放入滾沸的鹽水中煮熟。瀝乾放涼。

5　混拌藜麥和扁豆。

6　放上紅蔥頭末、切碎香草和煙燻鱒魚。調味並加入橄欖油和紅酒醋。

7　趁溫熱將沙拉端上桌。

# 農家培根與
# 秋日蔬果燉鍋

若要製作蔬食版本,軋碎幾顆事先烘烤
的榛果來代替培根。

〔份量〕
4人份

〔準備時間〕
25分鐘

〔烹調時間〕
40分鐘

食材 ///

* 200克優質煙燻培根
* 2顆中型洋蔥
* 1支百里香
* 1支迷迭香
* 8片蒜瓣
* 100毫升橄欖油
* 1根胡蘿蔔
* 200克紅栗南瓜
* 100克根芹菜
* 1顆蘋果
* 1顆榲桲
* 1顆洋梨
* 1大匙石榴子
* 平葉巴西利
* 鹽
* 艾斯佩雷辣椒

作法 ///

1 培根切成4段,放入鑄鐵鍋,用橄欖油將兩面煎
  到上色。

2 加入切成四等份的洋蔥、百里香、迷迭香和帶皮
  蒜瓣。

3 放入切成大塊的胡蘿蔔、紅栗南瓜和根芹菜。在
  蓋上鍋蓋的鑄鐵鍋中燉煮十分鐘左右。

4 加入切成四等份、留皮去子的蘋果、榲桲、洋
  梨。

5 調味後,蓋上鑄鐵鍋鍋蓋,繼續以中火燉煮20到
  25分鐘。插入刀尖,確認熟度。

6 撒上石榴子和少許平葉巴西利。立刻上菜。

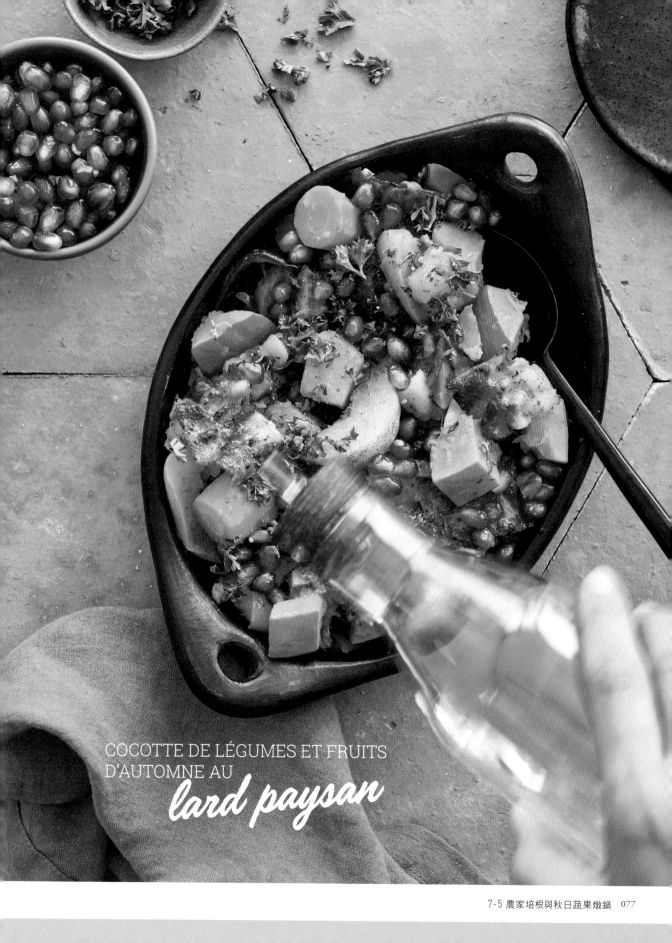

COCOTTE DE LÉGUMES ET FRUITS
D'AUTOMNE AU
*lard paysan*

# 7-6 ·主菜·
# 山羊乳酪與無花果披薩

使用全麥或半全麥麵粉能夠降低菜餚的GI值。幫這份食譜降低更多GI值的小祕訣：以綠蔬沙拉作為披薩的配菜，撒上亞麻子或葵花子。油脂和纖維能夠減少醣類吸收。

〔份量〕
4人份

〔準備時間〕
25分鐘

〔烹調時間〕
25分鐘

## 食材

### 披薩麵團
* 350克半全麥麵粉
* 200克水
* 10克新鮮酵母
* 5克鹽
* 30克橄欖油

### 焦糖洋蔥
* 4顆洋蔥
* 50毫升橄欖油
* 1支百里香
* 4片蒜瓣
* 鹽
* 艾斯佩雷辣椒

### 餡料
* 200克山羊乳酪
* 6顆新鮮無花果
* 2支迷迭香
* 50毫升橄欖油

## 作法 ///

1. 用手或攪拌機揉合所有材料5分鐘，製作披薩麵團。在麵團上覆蓋布巾，靜置發酵2小時。麵團應發酵至兩倍大。

2. 洋蔥剝皮切成細絲。使用橄欖油輕輕拌炒。加入百里香枝條和蒜末。調味後蓋上鍋蓋，小火煮30分鐘。

3. 以220°C預熱烤箱。

4. 擠出披薩麵團中的空氣，以擀麵棍擀平，移到披薩烤盤上。

5. 鋪上焦糖洋蔥，放上山羊乳酪碎塊、切成四等份的無花果、剁碎的迷迭香，然後淋上橄欖油。

6. 烘烤披薩20分鐘左右。

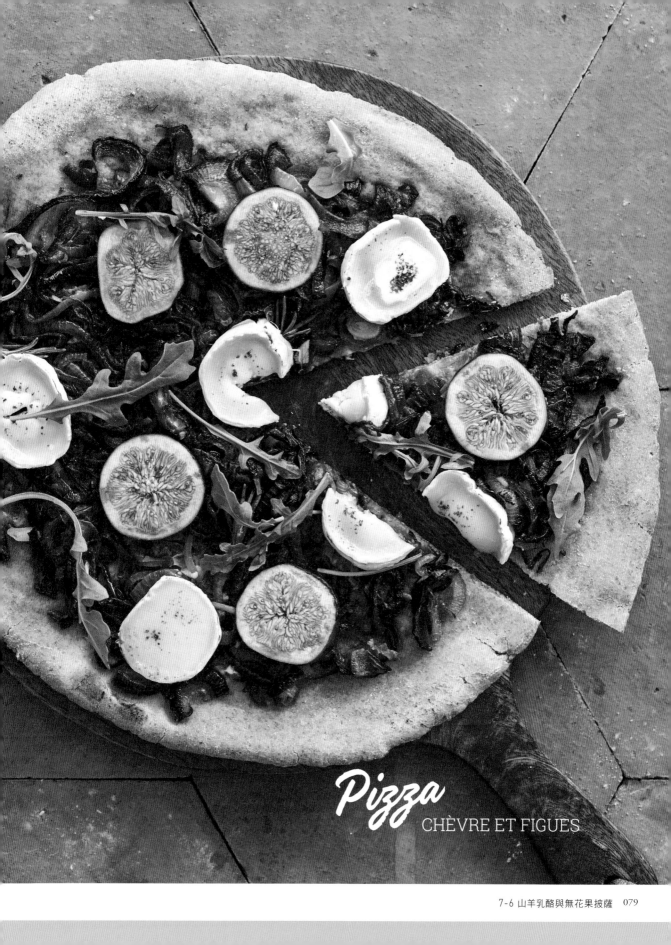

*Pizza*
CHÈVRE ET FIGUES

# 鴨胸佐新鮮無花果 與紅栗南瓜泥

若要製作蔬食版本，可以用麵筋取代鴨胸，這種食材在蛋白質和口感方面，都是肉類的良好替代品。

〔份量〕
4人份

〔準備時間〕
20分鐘

〔烹調時間〕
40分鐘

**食材**

* 2片鴨胸
* 8顆新鮮無花果
* 1小匙蜂蜜
* 1支檸檬百里香
* 1小匙孜然粉
* 50毫升波特紅酒
* 鹽

**紅栗南瓜泥**

* 1公斤紅栗南瓜
* 40克奶油
* 300毫升牛奶
* 1撮肉豆蔻粉
* 鹽
* 胡椒

**作法 ///**

1 在鴨胸上撒鹽，鴨皮朝下放入冷鍋。

2 以最小火加熱平底鍋以融化油脂，火力越小越好，煎30分鐘左右。慢慢逼出油脂。

3 在燉鍋中以奶油輕柔拌炒切丁的紅栗南瓜。

4 注入牛奶，調味並加入肉豆蔻粉。蓋上鍋蓋，燉煮20分鐘。

5 調高火力讓鴨皮上色，並從平底鍋中撤除油脂。

6 鴨胸翻面，以大火將鴨肉部分煎2分鐘使其上色。鴨胸移到架上靜置。

7 以大火翻炒無花果、蜂蜜、百里香與孜然。加入波特酒融化鍋底汁渣。收乾汁液，讓無花果裹上醬汁。

8 紅栗南瓜攪打成泥。

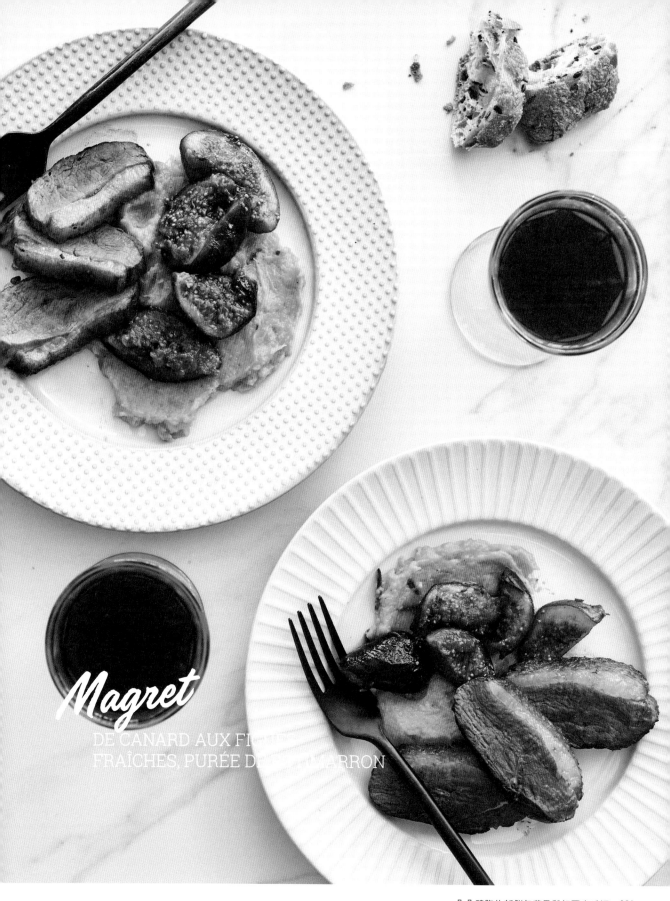

# Magret
DE CANARD AUX FI
FRAÎCHES, PURÉE D

# 焗烤迷迭香南瓜泥

若想享受一道營養更完整的蔬食菜餚，可以在食用時，於焗烤乳酪表面撒上烤香的綜合堅果種子，佐以苦苣沙拉與豆類。

〔份量〕
4人份

〔準備時間〕
15分鐘

〔烹調時間〕
1小時

**食材**

- ✳ 500克奶油南瓜
- ✳ 500克紅栗南瓜
- ✳ 50克奶油
- ✳ 4片蒜瓣
- ✳ 2支迷迭香
- ✳ 100克液態鮮奶油
- ✳ 1撮肉豆蔻粉
- ✳ 120克艾曼塔乳酪或帕瑪森乳酪屑
- ✳ 鹽
- ✳ 艾斯佩雷辣椒

**作法 ///**

1　奶油南瓜去皮後切成大塊。紅栗南瓜不去皮切成大塊。

2　在燉鍋中融化奶油，倒入南瓜塊、蒜瓣與迷迭香枝條。調味。

3　不加蓋煮上30分鐘。以180°C預熱烤箱。

4　用叉子壓碎南瓜，加入鮮奶油和肉豆蔻粉。

5　南瓜泥放入焗烤容器，撒上乳酪屑。放入烤箱焗烤30分鐘。

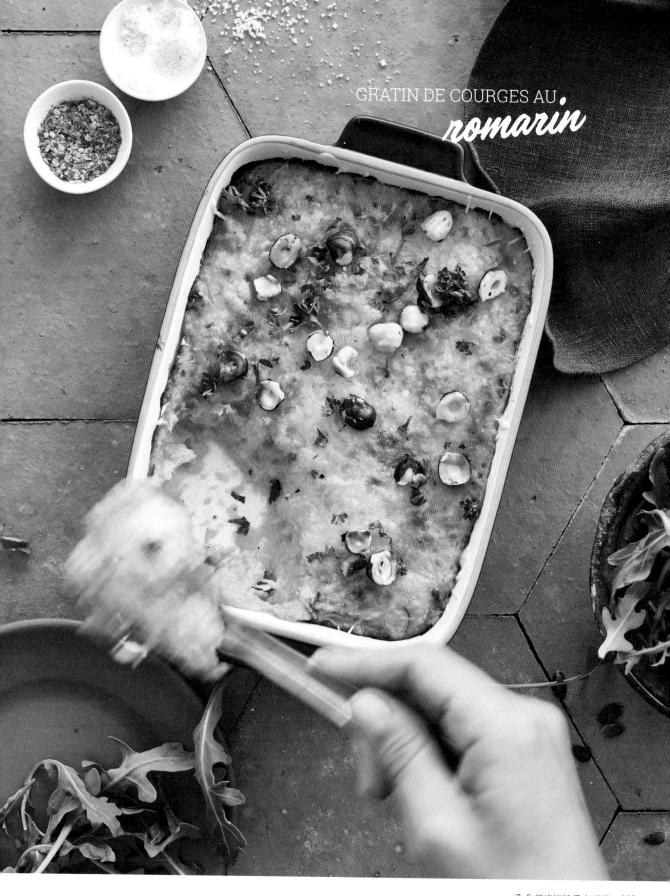

GRATIN DE COURGES AU
*romarin*

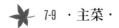

# 香料烤鯛魚

以藜麥燉飯作為這道佳餚的配菜，依心情添加喜歡的辛香料。

〔份量〕
4人份

〔準備時間〕
20分鐘

〔烹調時間〕
20分鐘

## 食材

- ❋ 4隻黑椎鯛
- ❋ 2顆洋蔥
- ❋ 200克蘑菇
- ❋ 8片蒜瓣
- ❋ 4支百里香
- ❋ 1支迷迭香
- ❋ 1顆黃檸檬
- ❋ 100毫升橄欖油
- ❋ 鹽
- ❋ 艾斯佩雷辣椒

## 作法 ///

1 以220°C預熱烤箱。

2 在焗烤盤中放入切成薄片的洋蔥和蘑菇、帶皮蒜瓣、百里香和迷迭香。調味並淋上少許橄欖油。

3 送入烤箱烘烤20分鐘，讓蔬菜上色。

4 從烤箱取出烤盤，放上抹鹽的鯛魚。

5 在鯛魚上放置數片檸檬，澆淋少許橄欖油。

6 放入烤箱烘烤15分鐘。

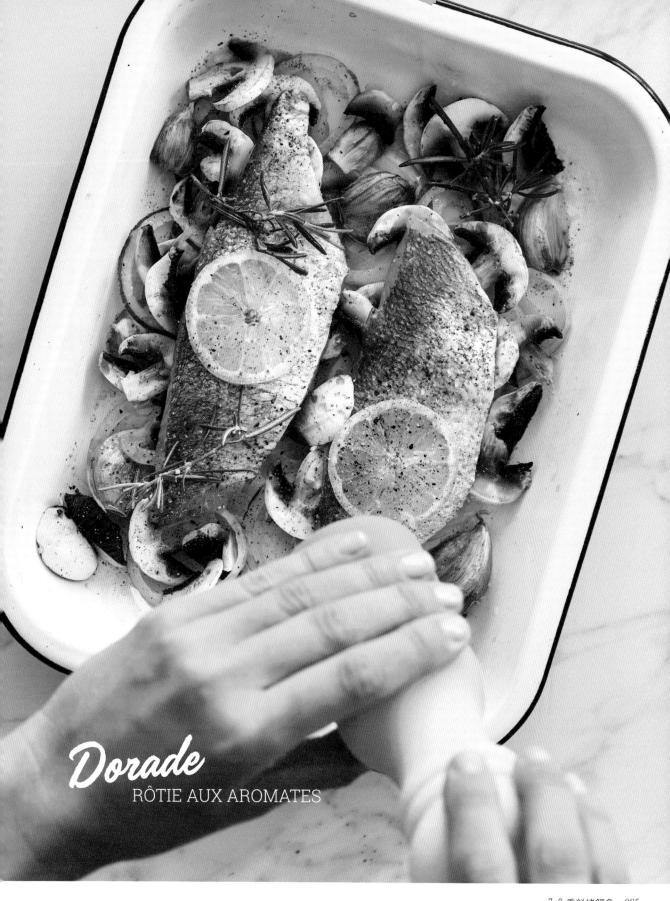

# Dorade
## RÔTIE AUX AROMATES

# 秋蔬千層麵

這道佳餚纖維素滿分,這些蔬菜大匯集
有益調節腸道運輸。

〔份量〕
4人份

〔準備時間〕
25分鐘

〔烹調時間〕
1小時

**食材 ///**

**貝夏美白醬**
* 40克奶油
* 60克麵粉
* 1公升牛奶
* 1撮肉豆蔻粉
* 鹽

**千層麵**
* 250克生千層麵皮
* 500克菠菜
* 500克韭蔥
* 600克奶油南瓜
* 200克艾曼塔乳酪屑
* 鹽
* 艾斯佩雷辣椒

**作法 ///**

1　製作貝夏美白醬:在小深鍋中融化奶油,加入麵粉,以中火煮3分鐘。加入冰牛奶,攪拌至醬汁變稠。調味並加入肉豆蔻粉。

2　快速以橄欖油拌炒菠菜葉,稍微調味。韭蔥切成薄片,放入深鍋中以橄欖油輕柔拌炒,然後蓋上鍋蓋煮軟。調味後加入貝夏美白醬。

3　奶油南瓜削皮後切成薄片,以橄欖油炒幾分鐘。調味。

4　以170°C預熱烤箱。在焗烤盤中鋪上一層貝夏美白醬韭蔥。

5　放上一片生千層麵皮,依次疊放菠菜、奶油南瓜、貝夏美白醬和生千層麵皮。最後淋上一層貝夏美白醬,撒上乳酪屑。

6　千層麵放入烤箱,以170°C烘烤60分鐘。

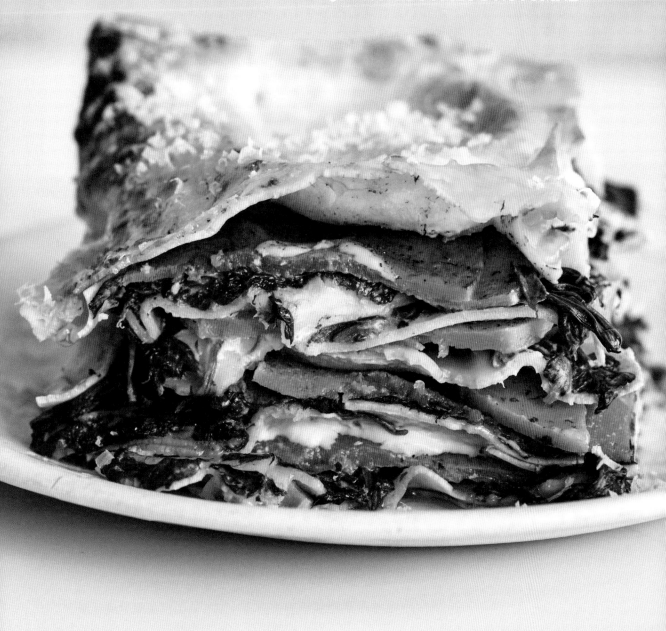

*Lasagnes*
AUX LÉGUMES D'AUTOMNE

# 鼠尾草香煎紅栗南瓜義大利麵疙瘩

這道蔬食佳餚可以搭配美味的無花果烤種子青蔬沙拉上桌。紅栗南瓜義大利麵疙瘩也是肉類或烤雞的理想配菜。

〔份量〕
4人份

〔準備時間〕
30分鐘

〔烹調時間〕
40分鐘

## 食材

* 550克紅栗南瓜
* 1顆蛋
* 1個蛋黃
* 1撮肉豆蔻粉
* 350克半全麥麵粉
* 鹽
* 胡椒

### 完成上菜
* 25克奶油
* 6片鼠尾草葉
* 2片蒜瓣
* 50克帕瑪森乳酪削片
* ¼把細香蔥
* 鹽
* 艾斯佩雷辣椒

## 作法 ///

1 紅栗南瓜不去皮切成大丁。紅栗南瓜放入滾沸的鹽水中煮20分鐘。插入刀尖，確認熟度。

2 確實瀝乾紅栗南瓜水分，以壓泥器壓成泥。南瓜泥放入燉鍋中，以中火炒乾瓜泥中的水分。

3 等紅栗南瓜泥降溫後，加入雞蛋、蛋黃和肉豆蔻粉。加入麵粉，以刮刀翻拌，做出質地均勻的義大利麵疙瘩麵糊。調整味道。

4 麵糊塑形成2公分厚的圓柱狀，分切成3公分的小段。如果麵糊濕黏，在工作檯面撒上少許麵粉。以叉子做出義大利麵疙瘩的形狀。

5 義大利麵疙瘩放入滾沸的鹽水中煮熟，等到浮出水面即可撈出並瀝乾水分。

6 在深鍋中融化奶油，加入鼠尾草葉與帶皮蒜瓣。放入義大利麵疙瘩，煎至金黃。

7 最後撒上帕瑪森乳酪削片、細香蔥末和艾斯佩雷辣椒。

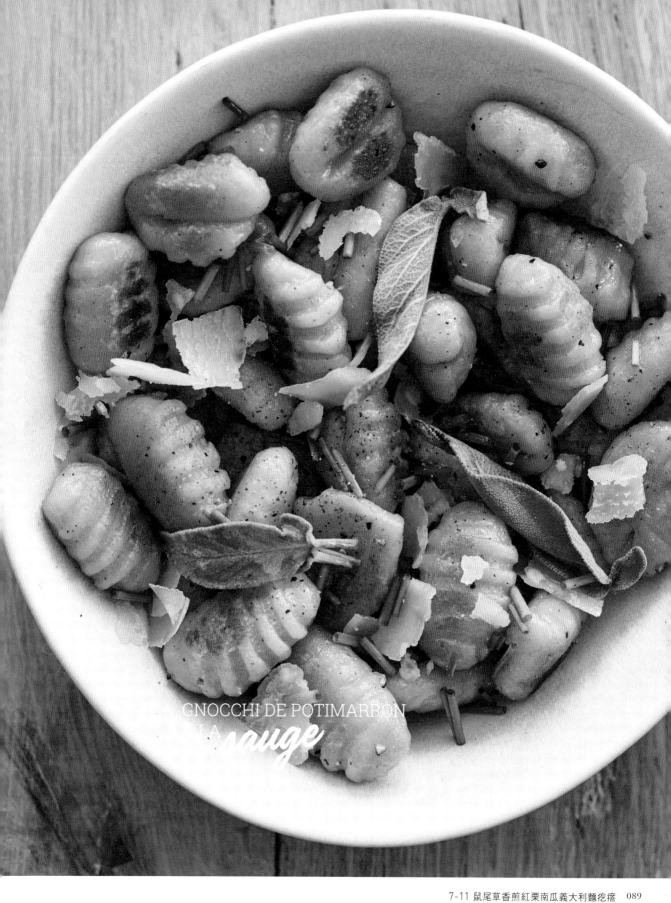

GNOCCHI DE POTIMARRON
LA *sauge*

# 時蔬快炒牛肉

這道熱炒搭配糙米即是營養完整的餐食，若要製作蔬食版本，可將牛肉換成煙燻豆干。

〔份量〕
4人份

〔準備時間〕
20分鐘

〔烹調時間〕
20分鐘

**食材**

* 400克牛臀肉
* 50毫升油
* 1公分生薑
* 4片蒜瓣
* 1根香茅莖
* 1顆洋蔥
* 1顆紅椒
* 1根胡蘿蔔
* 200克蘑菇
* 300克青花椰菜
* 50毫升焙煎芝麻油
* 50毫升醬油
* 1大匙石榴子
* ½把芫荽
* 鹽
* 艾斯佩雷辣椒

**作法** ///

1 牛臀肉切成2公分小塊。

2 在平底鍋中加熱油與薑末、蒜末與香茅，將油爆香。

3 放入肉塊，快煎使其表面上色，但內部依然保持粉紅。盛入盤中。

4 在平底鍋內放入切片的洋蔥和紅椒。

5 加入切片的胡蘿蔔與切成四等份的蘑菇。

6 最後加入青花椰菜，並倒回牛肉。稍微調味。

7 加入焙煎芝麻油和醬油。

8 最後撒上芝麻粒和芫荽末。

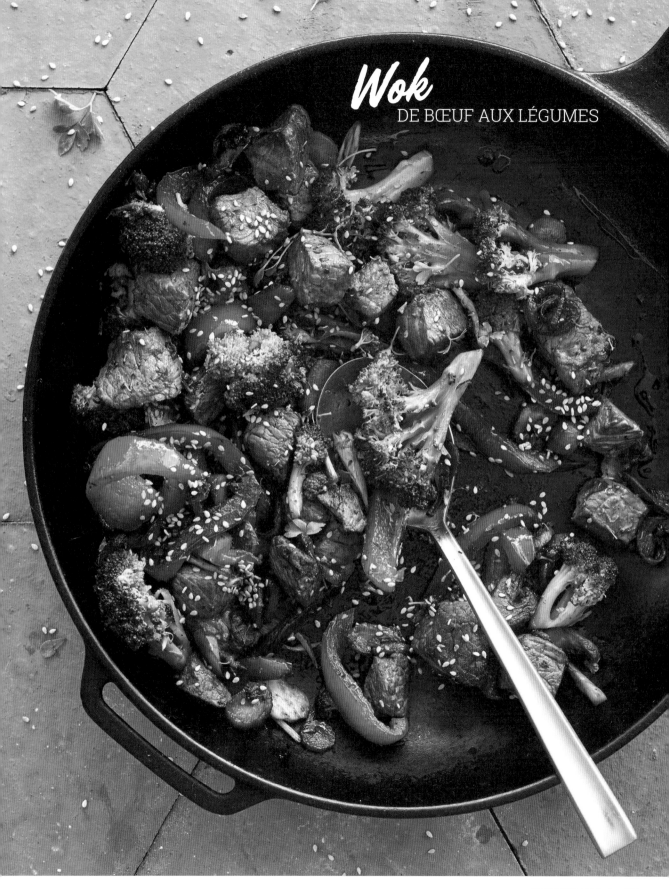

# Wok
## DE BŒUF AUX LÉGUMES

## 7-13 · 主菜 ·

# 蔬菜庫斯庫斯

這道佳餚結合鷹嘴豆和麥粉粒，提供大量植物性蛋白質，能夠同時滿足熱量和營養需求。

〔份量〕
4人份

〔準備時間〕
20分鐘

〔烹調時間〕
1小時30分鐘

## 食材 ///

* 2顆中型洋蔥
* 100毫升橄欖油
* 1大匙摩洛哥綜合香料
* 1小匙薑黃粉
* 1克番紅花
* 2根胡蘿蔔
* 200克紅栗南瓜
* 4顆蕪菁
* 1根節瓜
* 1小束巴西利
* 100克熟鷹嘴豆
* 鹽
* 艾斯佩雷辣椒

**麥粉粒**

* 300克中等粗細麥粉
* 50毫升橄欖油
* 鹽

## 作法 ///

1　以橄欖油炒香粗切成四等份的洋蔥。

2　加入摩洛哥綜合香料、薑黃和番紅花。以中火燉煮5分鐘。放入切塊的胡蘿蔔、紅栗南瓜和蕪菁。放入切成4公分大塊的節瓜。

3　注水蓋過食材，滾沸後調整鹹淡。加入巴西利的莖。以微滾的狀態燉煮1小時。

4　放入鷹嘴豆。

5　在沙拉碗中放入麥粉粒，淋上橄欖油並撒上少許鹽。

6　倒入熱水直到水位高出麥粉粒2公分。

7　在碗上覆蓋一塊乾淨布巾，等待麥粉粒膨脹。將庫斯庫斯和麥粉粒一起上桌。

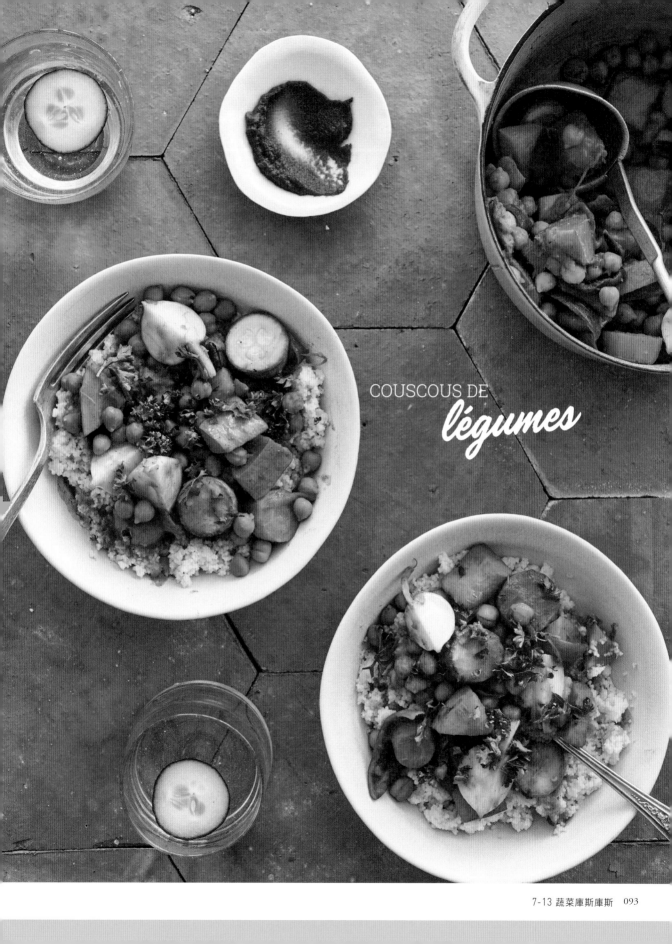

COUSCOUS DE *légumes*

**7-14** ・主菜・

# 蔬食漢堡與香煎蔬菜排

地瓜有多種益處，除了具備強大抗氧化
能力，還對某些癌症提供良好防禦力。

〔份量〕
4人份

〔準備時間〕
25分鐘

〔烹調時間〕
20分鐘

食材 ⫽

**蔬食漢堡排**
* 300克地瓜
* 100克藜麥
* 150克蘑菇
* 1顆洋蔥
* 50毫升橄欖油
* 1顆蛋
* 50克麵粉
* 1小匙孜然粉
* 2片蒜瓣
* 50克帕瑪森乳酪粉
* 4支芫荽
* 鹽
* 艾斯佩雷辣椒

**醬汁**
* 2大匙番茄醬
* 1大匙蜂蜜
* 2大匙芥末子醬

**漢堡**
* 4個鄉村漢堡麵包
* 1顆紫洋蔥
* 50克菠菜嫩葉

作法 ⫽⫽

1 地瓜放入滾沸的鹽水中煮熟。瀝乾水分備用。

2 根據包裝上的指示，藜麥放入滾沸的鹽水中煮熟，撈起瀝乾。

3 事先將蘑菇切片，與碎洋蔥和少許橄欖油一起炒熟。調味。

4 使用叉子或壓泥器在沙拉碗中壓碎地瓜。

5 加入藜麥、橄欖油、蛋、麵粉、孜然、蒜末、帕瑪森乳酪和芫荽末。調味並捏塑成漢堡排的形狀。

6 使用橄欖油，將蔬食漢堡排雙面各煎3分鐘。

7 混合番茄醬、蜂蜜與芥末醬，製成醬汁。

8 加熱漢堡麵包內側。在麵包內側兩面都塗上醬汁。

9 在麵包上疊放蔬食漢堡排、切片紫洋蔥、生菠菜葉和蘑菇。最後放上麵包頂部，輕輕按壓。

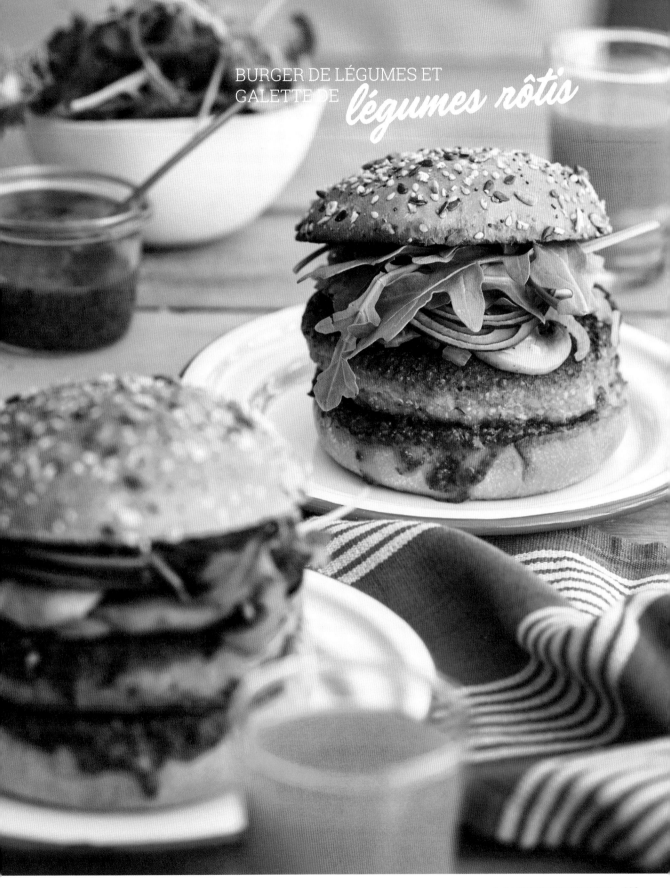

BURGER DE LÉGUMES ET
GALETTE DE
*légumes rôtis*

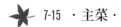

7-15 ·主菜·

# 速成法拉費
# 炸豆丸

可以選用蔬菜（紫高麗菜絲、胡蘿蔔、芝麻菜等）和全穀物（布格麥、斯佩耳特小麥等）搭配這款法拉費炸豆丸，成就營養完整的一餐。

〔份量〕
4人份

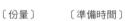

〔準備時間〕
20分鐘

〔烹調時間〕
10分鐘

食材 ∥

* 400克熟鷹嘴豆
* 1顆紫洋蔥
* 3片蒜瓣
* 2支平葉巴西利
* 2大匙麵粉
* 1大匙小茴香子
* 2大匙橄欖油
* 1顆蛋
* 鹽
* 艾斯佩雷辣椒
* 1顆份青檸檬汁
* 炸油

**沾醬**
* 1盒優格
* 1顆青檸檬
* 1片蒜瓣
* 2大匙芫荽

作法 ///

1 用叉子壓碎鷹嘴豆，加入紫洋蔥、蒜末、切碎的平葉巴西利、麵粉、小茴香、橄欖油和蛋。調味。

2 塑形成小鷹嘴豆泥丸，放入平底鍋中油炸。

3 取出法拉費炸豆丸，放在吸油紙上瀝乾油分，擠上青檸檬汁。

4 混合優格、青檸檬汁、蒜末和芫荽末，製備沾醬。

5 搭配優格醬品嘗法拉費炸豆丸。

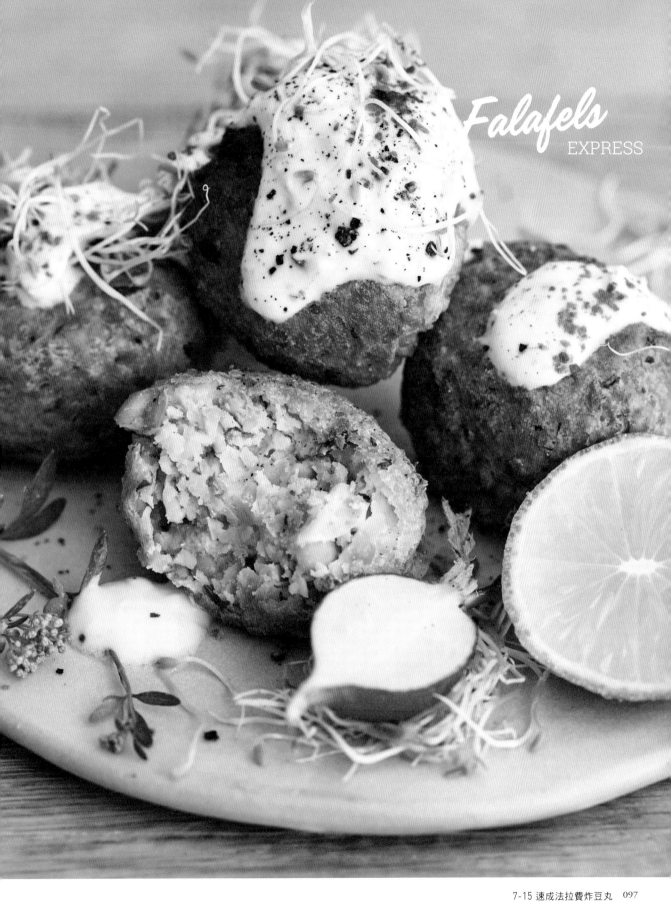

*Falafels*
EXPRESS

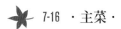

# 菾菜蘑菇巴斯蒂亞小餡餅

可以選用美味的青蔬沙拉，混拌烤過的穀物和豆子，搭配這款巴斯蒂亞小餡餅，一餐補足完整營養。

〔份量〕
4人份

〔準備時間〕
25分鐘

〔烹調時間〕
25分鐘

**食材**

* 1把菾菜
* 350克蘑菇
* 100毫升橄欖油
* 2片蒜瓣
* 100克油漬番茄乾
* 50克松子
* 4片薄春捲皮
* 鹽
* 艾斯佩雷辣椒

**作法 ///**

1 準備菾菜，分開葉肋和葉子。全部洗淨。

2 蘑菇切片，以橄欖油快炒。調味後取出備用。

3 菾菜的葉肋切成小丁，加入少許蒜頭以橄欖油清炒。放入菾菜葉片一起翻炒 5分鐘，離火後加入少許切成小塊的油漬番茄乾、松子和蘑菇。

4 為薄春捲皮刷一層橄欖油。

5 在薄春捲皮放上菾菜蘑菇餡。

6 摺起薄春捲皮，做成小餡餅。

7 在平底鍋中放入巴斯蒂亞小餡餅，以橄欖油煎至金黃。

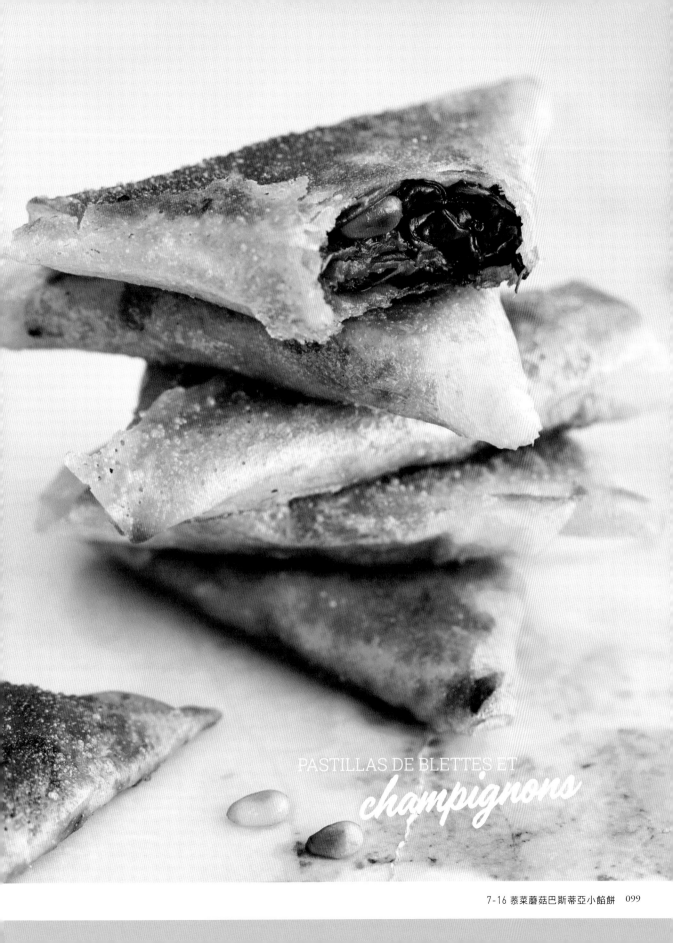

PASTILLAS DE BLETTES ET
*champignons*

# 7-17 ·主菜·
# 山羊乳酪、甜菜根、芝麻菜庫克三明治

甜菜含有可防癌的抗氧化物質。

〔份量〕　〔準備時間〕　〔烹調時間〕
4人份　　10分鐘　　　5分鐘

**食材** ///
* 8片穀物土司
* 300克熟甜菜根
* 300克都蘭地區聖莫荷山羊乳酪
* 100克青醬
* 50克芝麻菜
* 50毫升橄欖油

**作法** ///

1　甜菜根切成5公釐厚的薄片。

2　山羊乳酪切成1公分厚片狀。

3　平放土司，塗上青醬。

4　在4片土司上鋪放切成片的甜菜根和山羊乳酪。

5　堆上芝麻菜後放上一片土司，塗了青醬的那一面朝下。輕輕按壓。

6　在庫克三明治的外側表面刷上少許橄欖油。

7　放入平底鍋，以中火將庫克三明治兩面各煎3分鐘，直至色澤金黃。

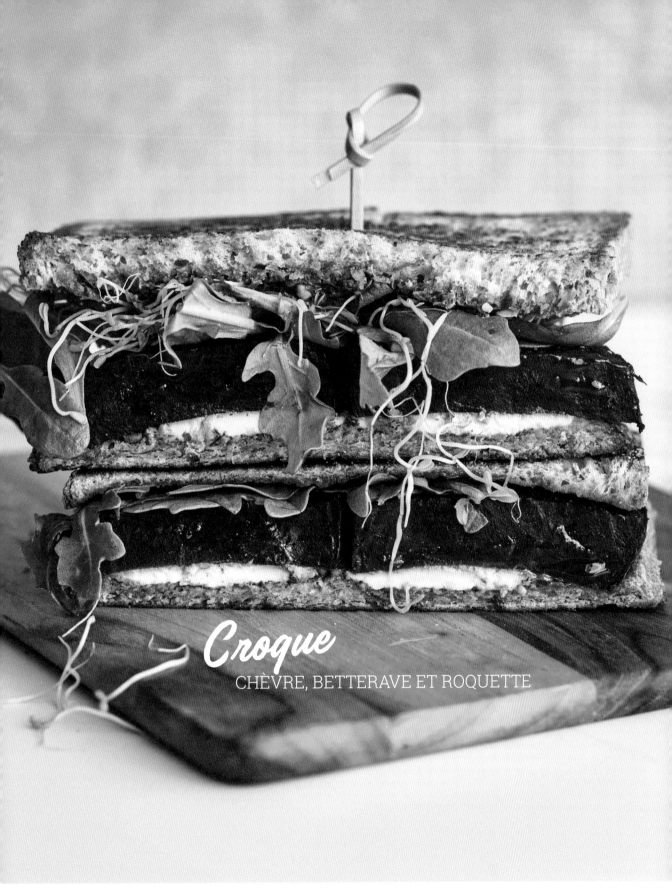

# Croque
## CHÈVRE, BETTERAVE ET ROQUETTE

# 檸檬青鱈
# 佐蘑菇燉飯

可以於上菜前，在燉飯上加入少許可抗
氧化的現磨生薑和薑黃。

〔份量〕
4人份

〔準備時間〕
25分鐘

〔烹調時間〕
40分鐘

**食材**

**燉飯**

* 300克阿柏里歐米
* 1顆洋蔥
* 50毫升橄欖油
* 1支百里香
* 200克蘑菇
* 1杯不甜白酒
* 1公升蔬菜高湯
* 50克帕瑪森乳酪屑

**青鱈片**

* 4片帶皮青鱈或黑線鱈
* 2顆黃檸檬
* 50毫升橄欖油
* 1支迷迭香
* 鹽
* 艾斯佩雷辣椒

**作法 ///**

1 洋蔥切碎，加入百里香，以橄欖油清炒。放入蘑菇片，炒至稍微上色。

2 加入阿柏里歐米，炒5分鐘後調味。

3 以白酒融化鍋底汁渣，煮到收乾濃稠。

4 分批加入高湯，繼續燉煮米飯18分鐘。最後撒上帕瑪森乳酪屑。

5 以65°C預熱烤箱。

6 檸檬去皮，切成薄片。

7 在青鱈上撒鹽，魚皮向下放入橄欖油中，煎至上色。將青鱈魚片放入焗烤盤，魚皮向上，鋪上檸檬片和迷迭香。

8 放入烤箱烘烤25分鐘。

9 青鱈魚片放在蘑菇燉飯上並調味。

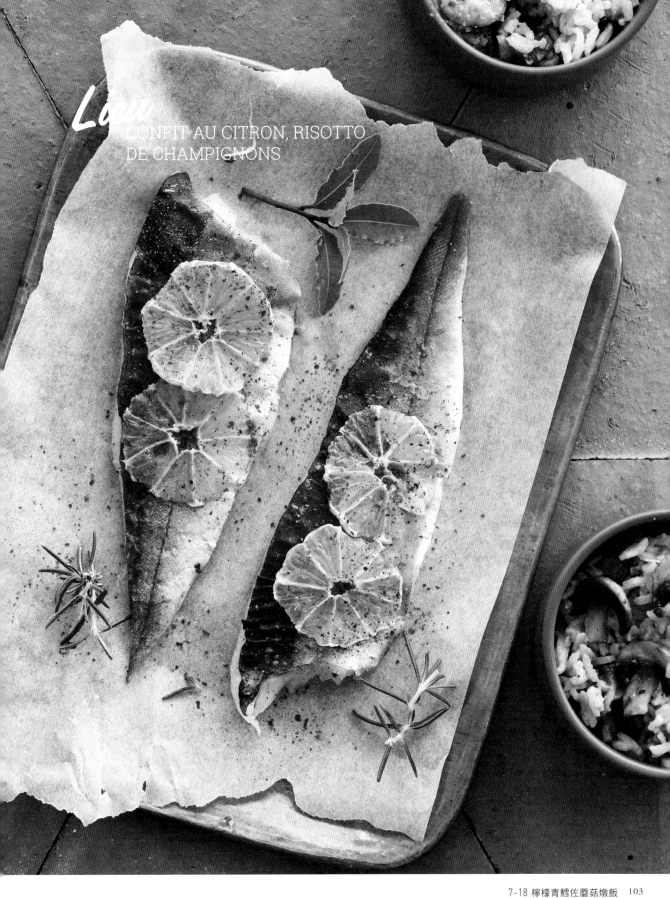

# Lieu
## CONFIT AU CITRON, RISOTTO
## DE CHAMPIGNONS

# 爐烤蔬菜燉飯

菇類是蛋白質含量最高的蔬菜，經常用於蔬食料理中。

〔份量〕
4人份

〔準備時間〕
20分鐘

〔烹調時間〕
25分鐘

## 食材

**爐烤蔬菜**
* 200克蘑菇
* 1支西洋芹
* 1顆洋蔥
* 1根胡蘿蔔
* 8片蒜瓣
* 50毫升橄欖油
* 1支迷迭香
* 1支百里香
* 鹽
* 艾斯佩雷辣椒

**燉飯**
* 300克阿柏里歐米
* 1顆洋蔥
* 50毫升橄欖油
* 1杯不甜白酒
* 1公升蔬菜高湯
* 80克帕瑪森乳酪粉
* 鹽
* 現磨胡椒

**完成上菜**
* 50克帕瑪森乳酪削片
* 1大匙切碎平葉巴西利

## 作法 ///

1 以190℃預熱烤箱。

2 蔬菜削皮洗淨。蔬菜切成2公分塊狀，蒜頭整顆使用不必處理。

3 所有蔬菜放入焗烤盤。淋上橄欖油，調味，加入香草。送入烤箱烘烤20到30分鐘。

4 燉飯要用的洋蔥切丁，以橄欖油清炒5分鐘。加入生米後，再炒5分鐘。

5 以白酒融化鍋底汁渣，煮到收乾濃稠。

6 分批倒入高湯，以微滾狀態煮18分鐘。調味。

7 在烹調最終階段加入帕瑪森乳酪。

8 燉飯與爐烤蔬菜一起上桌。撒上帕瑪森乳酪屑與切碎的平葉巴西利。

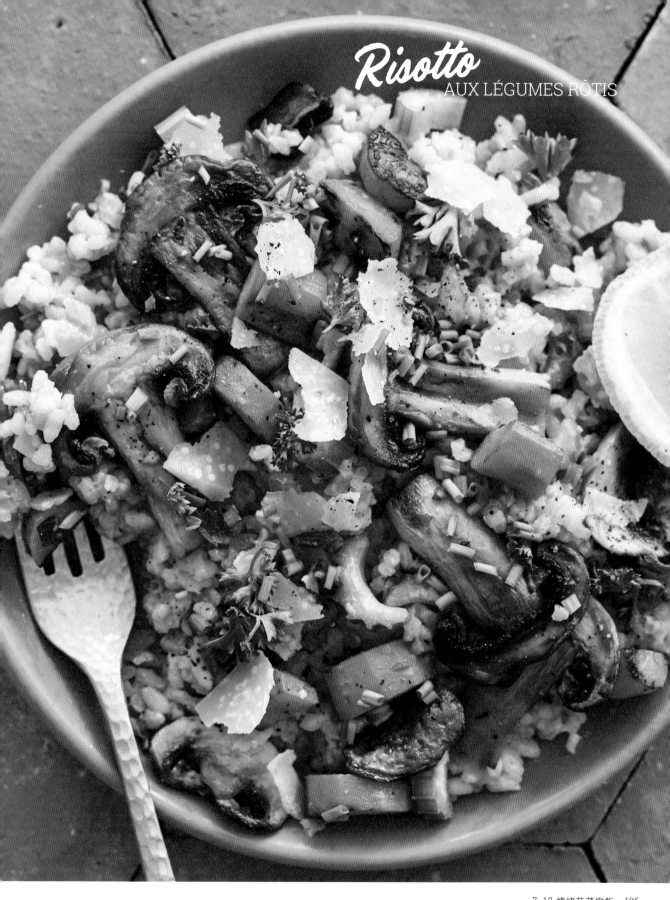

# Risotto
## AUX LÉGUMES RÔTIS

# 地獄醬汁烤雞佐烤玉米

以一小份苦苣石榴子沙拉作為烤雞的配菜，攝取豐富的纖維質。

〔份量〕
4人份

〔準備時間〕
25分鐘

〔烹調時間〕
50分鐘

## 食材

* 4支土雞腿
* 4根玉米棒
* 鹽

**醃料**
* 50毫升橄欖油
* 1顆份青檸檬汁
* 4支百里香
* 4支迷迭香
* 1大匙紅椒粉

**地獄醬料**
* 4顆紅蔥頭
* 40克奶油
* 100毫升白醋
* 1小匙黑胡椒碎粒
* 1片蒜瓣
* 1小匙切碎龍蒿
* 200毫升番茄漿醬
* 塔巴斯科辣椒醬

## 作法 ///

1 以180℃預熱烤箱。

2 雞腿抹鹽後，以橄欖油、青檸檬汁、香草和紅椒粉醃製。

3 放入烤箱烘烤45分鐘。

4 玉米放入滾沸的鹽水中煮5分鐘。

5 玉米放入有雞腿的烤盤中，繼續烤15分鐘。

6 準備醬汁：在奶油中加入切碎的紅蔥頭，以小火翻炒10分鐘。倒入醋融化鍋底汁渣，加入胡椒、蒜頭和切碎的龍蒿。

7 燉煮10分鐘後加入番茄醬。滴入數滴塔巴斯科辣椒醬。

8 搭配玉米和地獄醬汁品嘗雞肉。

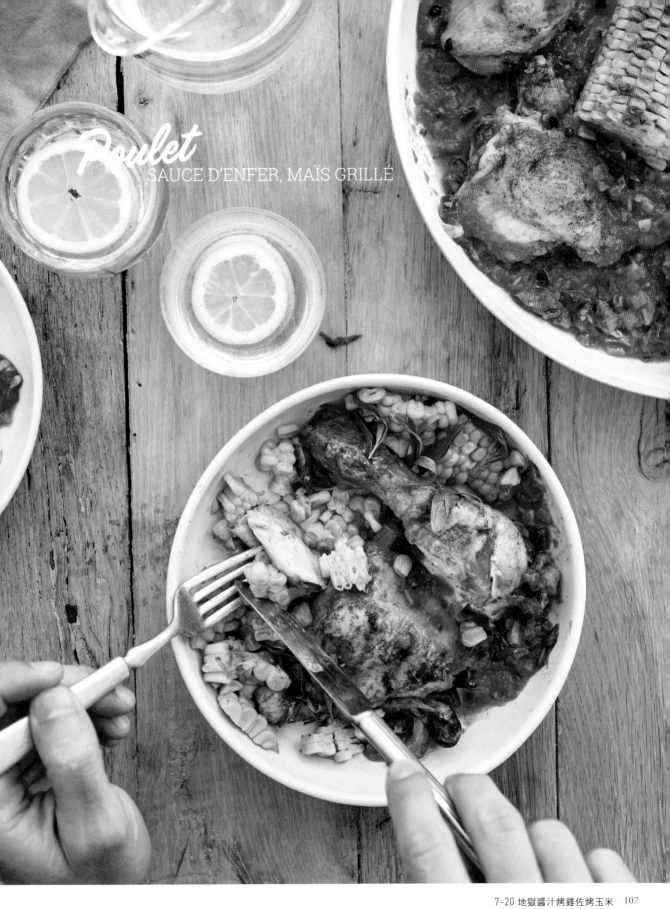

# Poulet
## SAUCE D'ENFER, MAÏS GRILLÉ

# 蘑菇炒飯
# 佐醬油漬蛋

7-21 ·主菜·

蛋類含有比例極高的9種必需胺基酸，
也能提供B12和維生素D等不可或缺的
維生素。

〔份量〕
4人份

〔準備時間〕
25分鐘

〔烹調時間〕
25分鐘

食材 ///

**醬油漬蛋**
* 4顆雞蛋
* 50毫升味醂
* 50毫升醬油

**炒飯**
* 600克全胚芽米飯
* 4顆紅蔥頭
* 50毫升橄欖油
* 4片蒜瓣
* 250克蘑菇
* 50毫升焙煎芝麻油
* 1顆份青檸檬汁
* ¼把平葉巴西利
* 鹽
* 艾斯佩雷辣椒

作法 ///

1 深鍋中加水煮滾，放入雞蛋等6分鐘。

2 雞蛋取出冷卻，剝殼。然後浸漬在味醂和醬油混
合液中，放入冰箱靜置6小時。

3 以橄欖油大火翻炒紅蔥頭末，炒到焦糖化。

4 加入事先切好的蒜頭和蘑菇。

5 加入糙米，炒到上色和口感爽脆。

6 淋上少許焙煎芝麻油，擠上幾滴青檸檬汁，完成
炒飯。

7 撒上平葉巴西利並調味。

8 醬油漬蛋置於爽脆彈牙的炒飯上，立刻品嘗。

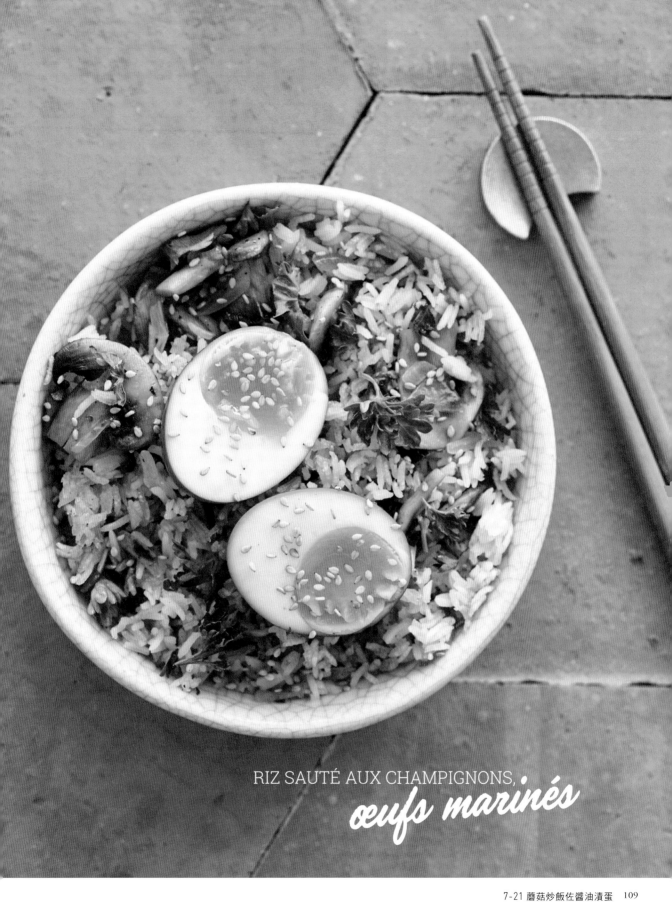

RIZ SAUTÉ AUX CHAMPIGNONS,
*œufs marinés*

# 雞肉咖哩
# 佐印度香米

如要製作蔬食咖哩，可使用鷹嘴豆取代雞肉。

〔份量〕
4人份

〔準備時間〕
20分鐘

〔烹調時間〕
1小時20分鐘

**食材**

* 4支土雞腿
* 350克印度香米
* 50毫升橄欖油
* 1顆大洋蔥
* 1根香茅莖
* 2公分生薑
* 4片蒜瓣
* 1大匙咖哩粉
* 1根香蕉
* 100克鳳梨
* 1顆蘋果
* 1顆青檸檬
* 200毫升椰奶
* 200毫升雞高湯
* ¼把芫荽
* 鹽
* 胡椒

**作法** ///

1　使用冷水浸泡印度香米。

2　雞腿切半，撒鹽。放入平底鍋或中華炒鍋，以橄欖油煎到上色。加入切碎洋蔥、香茅、薑末和蒜末、咖哩粉。以中火一起燉煮5分鐘。

3　放入切成小丁的香蕉、鳳梨和蘋果。加入青檸檬汁。到下青檸皮備用。

4　倒入椰奶和高湯。調味後蓋上鍋蓋，煮45分鐘左右。

5　根據包裝上的指示，將印度香米放入滾沸的鹽水中煮熟。

6　上桌時撒上芫荽末和青檸檬皮。搭配米飯享受雞肉咖哩的風味。

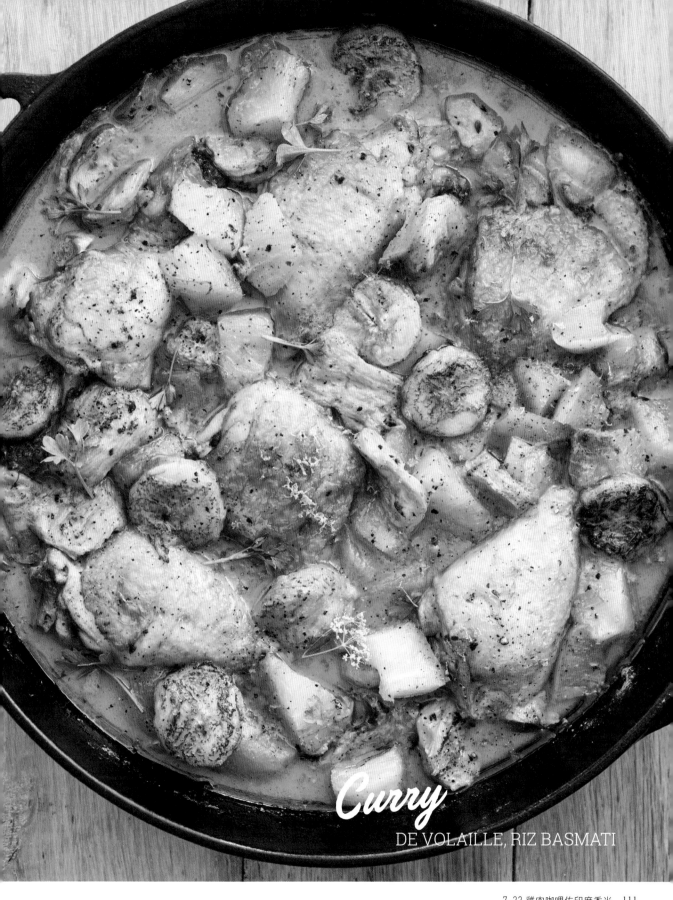

*Curry*
DE VOLAILLE, RIZ BASMATI

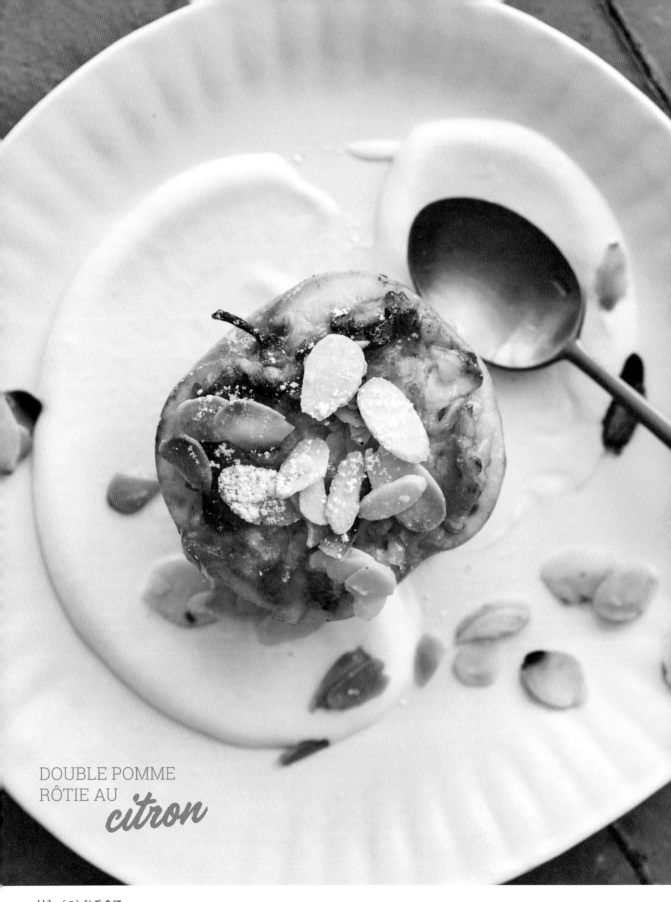

DOUBLE POMME
RÔTIE AU
*citron*

# 檸香烤雙蘋

椰糖中的多酚具抗氧化作用,此外亦含
有大量鉀、鋅和鐵。

〔份量〕
4人份

〔準備時間〕
20分鐘

〔烹調時間〕
45分鐘

食材 ///

* 2顆加拉蘋果
* 2顆金冠蘋果
* 2個蛋黃
* 1顆黃檸檬的皮
* 2大匙椰糖

**收尾**

* 2大匙椰糖
* 40克奶油

作法 ///

1　以160℃預熱烤箱。

2　加拉蘋果橫切成兩半備用。

3　金冠蘋果削皮並剉成薄片。加入蛋黃、檸檬皮與糖。

4　蘋果片堆在切半蘋果表面呈小丘狀。撒上糖並在上方放一塊奶油。

5　放入烤箱烘烤45分鐘。

6　趁溫熱品嘗烤蘋果。

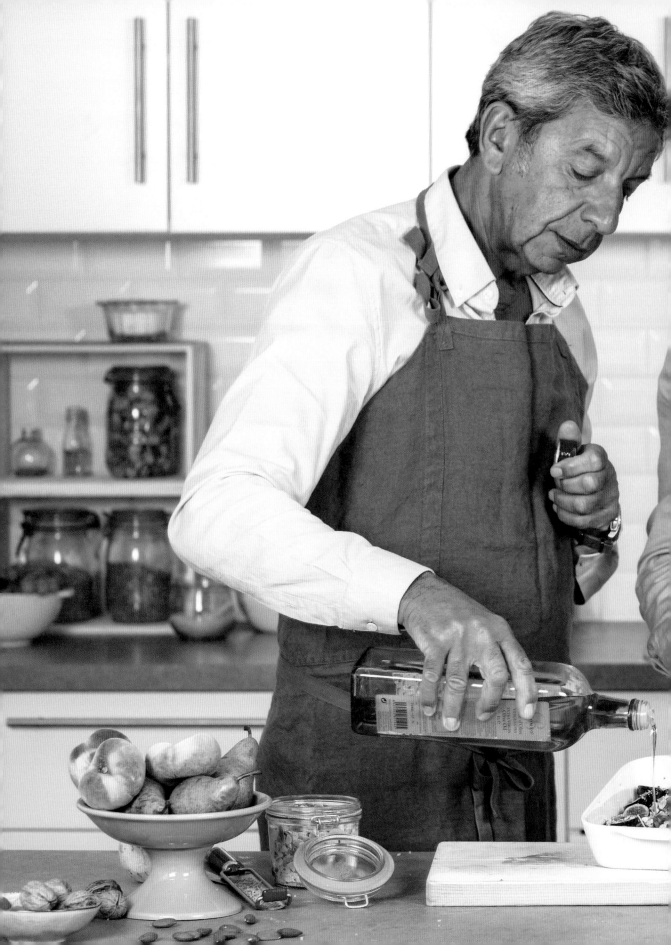

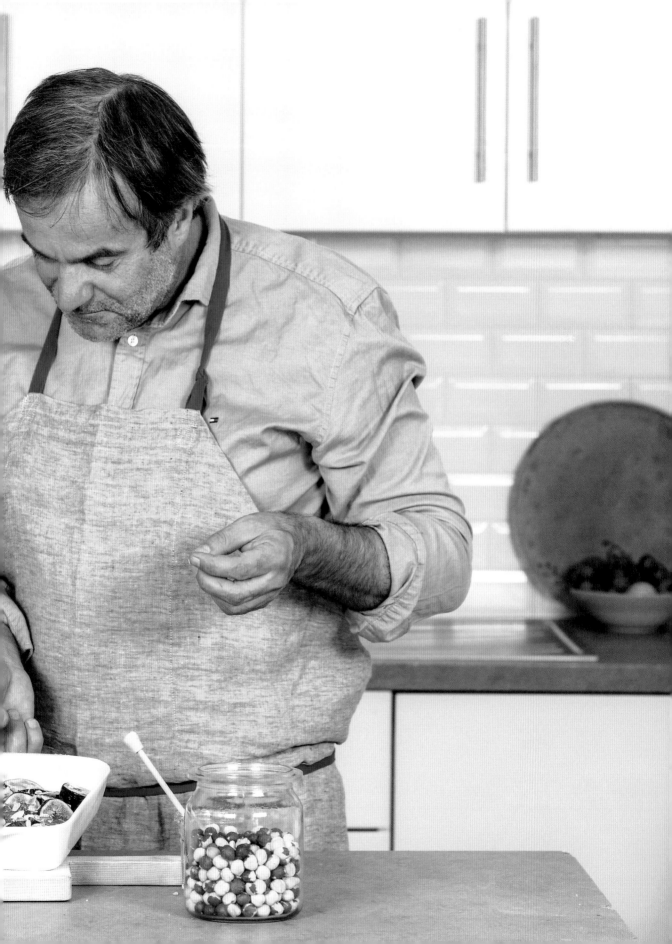

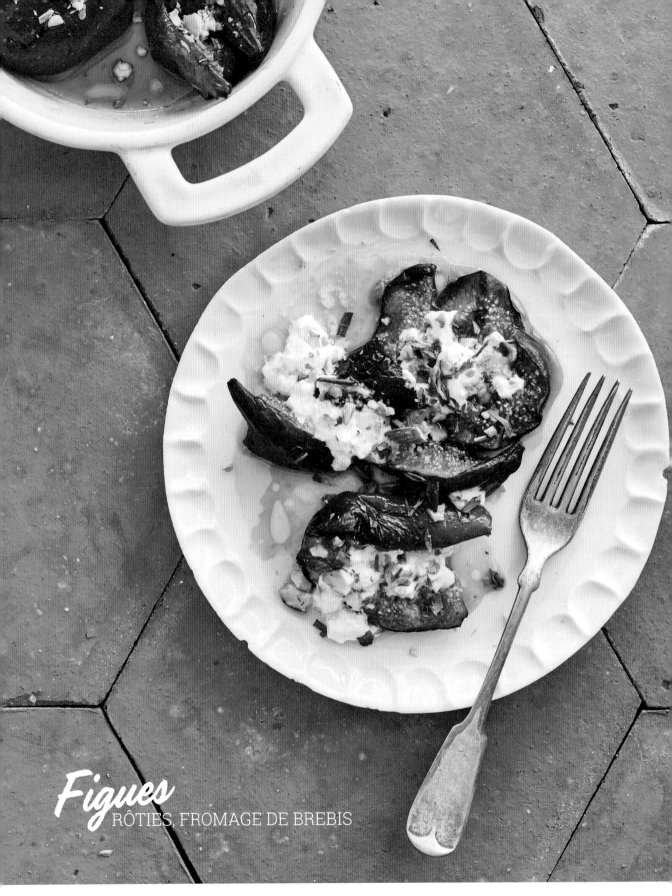

# Figues
## RÔTIES, FROMAGE DE BREBIS

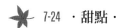

**7-24** ・甜點・

# 蜜烤無花果佐
# 綿羊乳酪

無花果營養豐富，富含鉀和鈣，大部分
抗氧化物質存在於果皮！

〔份量〕　　〔準備時間〕　　〔烹調時間〕
4人份　　　10分鐘　　　10分鐘

**食材 ///**

- ✳ 12顆漂亮的紫無花果
- ✳ 30毫升橄欖油
- ✳ 2大匙蜂蜜
- ✳ 開心果
- ✳ 幾片馬鞭草葉
- ✳ 100克綿羊凝乳

**作法 ///**

1　以220°C預熱烤箱。

2　洗淨無花果並去梗。在原本有梗那一頭，劃出1公分的十字淺痕，無花果放到焗烤盤上。

3　在無花果上澆淋少許橄欖油和蜂蜜。

4　撒上少許切碎的開心果。

5　無花果放入烤箱烘烤5分鐘。

6　從烤箱取出無花果，降溫5分鐘。

7　在無花果中心放上一小匙瀝去水分的綿羊凝乳。

8　放上剪成細絲的幾片馬鞭草葉作為裝飾。

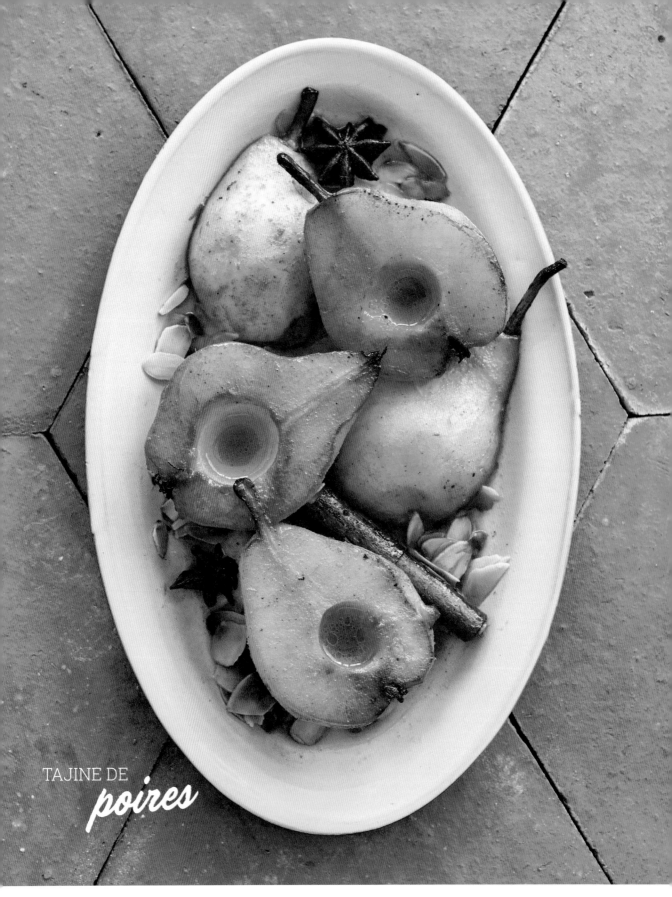

TAJINE DE
*poires*

**7-25 ·甜點·**

# 塔吉風燉洋梨

洋梨富含纖維和低升糖指數,能夠提供良好的飽足感。這道食譜的高抗氧化功效來自各種優質香料的組合:薑、薑黃、肉桂、八角。

〔份量〕
4人份

〔準備時間〕
15分鐘

〔烹調時間〕
40分鐘

**食材 ///**

* 6顆威廉斯洋梨
* 50克杏仁片
* 30克奶油
* 1大匙蜂蜜
* 1顆八角
* 1小匙薑粉
* 1/2小匙薑黃粉
* 1/2小匙肉桂粉

**作法 ///**

1 以140°C預熱烤箱,烘烤杏仁片約25分鐘直到金黃。

2 洋梨削皮後切成兩半。挖出梨芯。

3 在放入奶油和蜂蜜的平底鍋中,輕柔地拌炒洋梨。

4 加入八角、薑、薑黃和肉桂。

5 以極小火讓洋梨在香料糖液中煮約20分鐘。

6 上桌前撒上烤香的杏仁片。

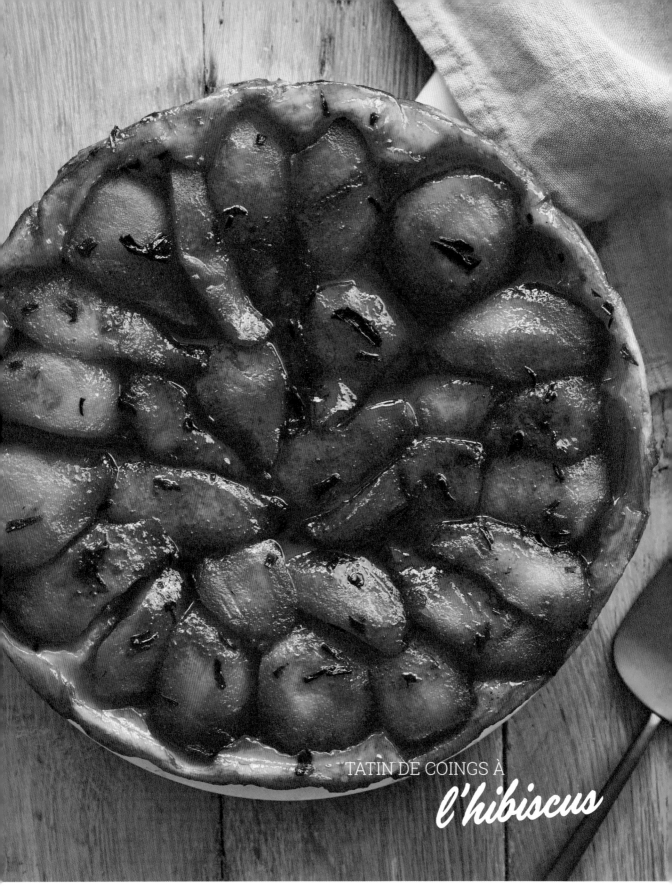

TATIN DE COINGS À
*l'hibiscus*

# 朱槿花榲桲塔

榲桲對腸道有益，含有果膠和纖維，能
夠降低升糖指數和膽固醇指數。

〔份量〕
4人份

〔準備時間〕
25分鐘

〔烹調時間〕
50分鐘

食材 |||
 ※ 1.5公斤熟透榲桲
 ※ 80克奶油
 ※ 100克椰糖
 ※ 1大匙乾燥朱槿花
 ※ 1片千層酥皮

作法 ///

1 榲桲削皮後切成四等份。挖出果芯。

2 在放入奶油、糖和朱槿花的平底鍋中煎炒榲桲。
煮到榲桲焦糖化後，靜置放涼，然後拿掉朱槿
花，放入圓形蛋糕模中。

3 小心放上千層酥皮，送入烤箱烘烤約35分鐘。

4 趁溫熱將塔脫模。

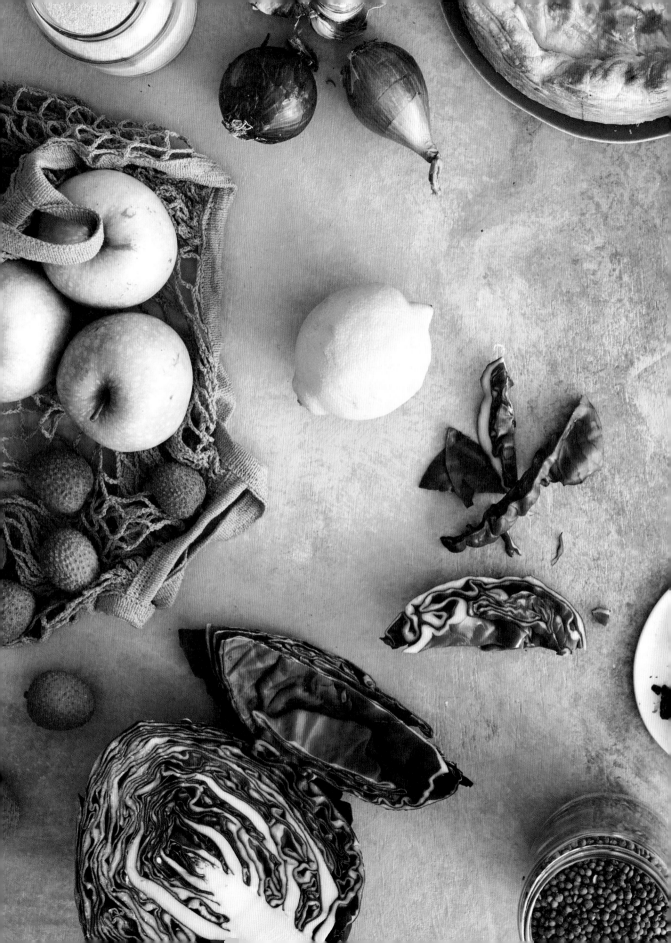

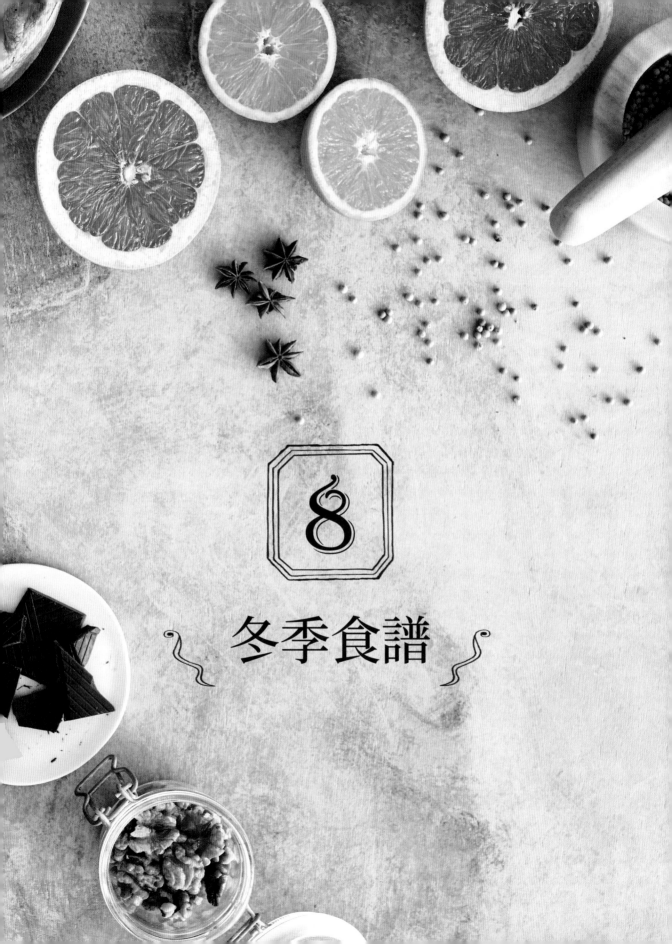

# 8

## 冬季食譜

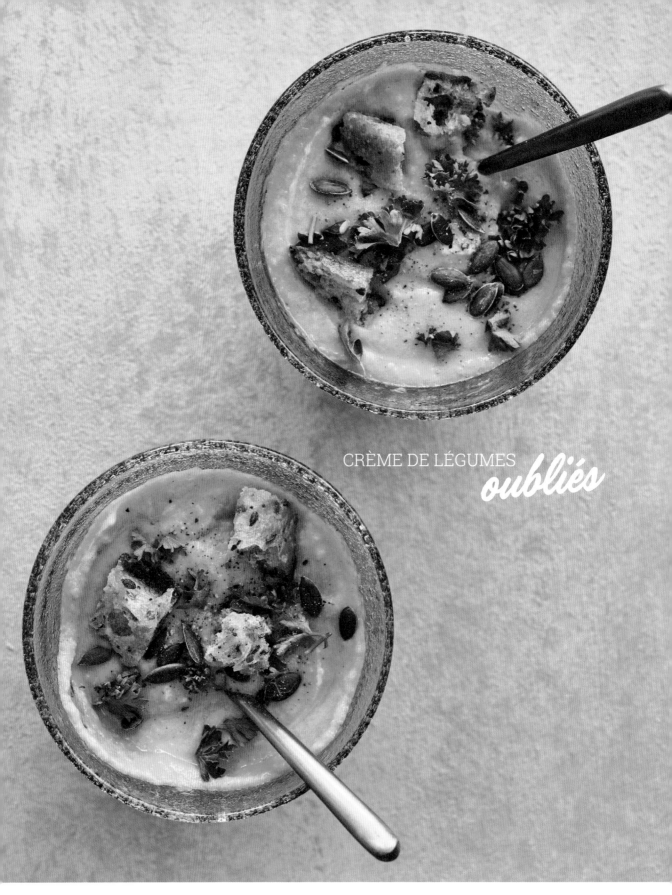

CRÈME DE LÉGUMES
*oubliés*

# 被遺忘的蔬菜濃湯

在濃湯上撒一把南瓜子。它們富含對健康有益的成分，擁有特別豐富的鐵和鎂，是對付冬困的完美食材。

〔份量〕
4人份

〔準備時間〕
20分鐘

〔烹調時間〕
40分鐘

**食材 ///**

- 1顆洋蔥
- 1根胡蘿蔔
- 200克歐防風
- 100克蕪菁甘藍或黃蕪菁
- 100克韭蔥
- 100克菊芋
- 50毫升橄欖油
- 1片蒜瓣
- 1支百里香
- 1.5公升蔬菜高湯
- 1支平葉巴西利
- 幾塊麵包丁
- 鹽
- 艾斯佩雷辣椒

**作法 ///**

1　蔬菜削皮洗淨。切成小丁。

2　放入橄欖油，以中火炒20分鐘左右。調味。

3　加入蒜末和整支百里香。

4　倒入高湯，以微滾狀態煮約20分鐘。

5　用食物攪拌棒攪打成糊狀，確認鹹淡。

6　上菜前撒上平葉巴西利和麵包丁。

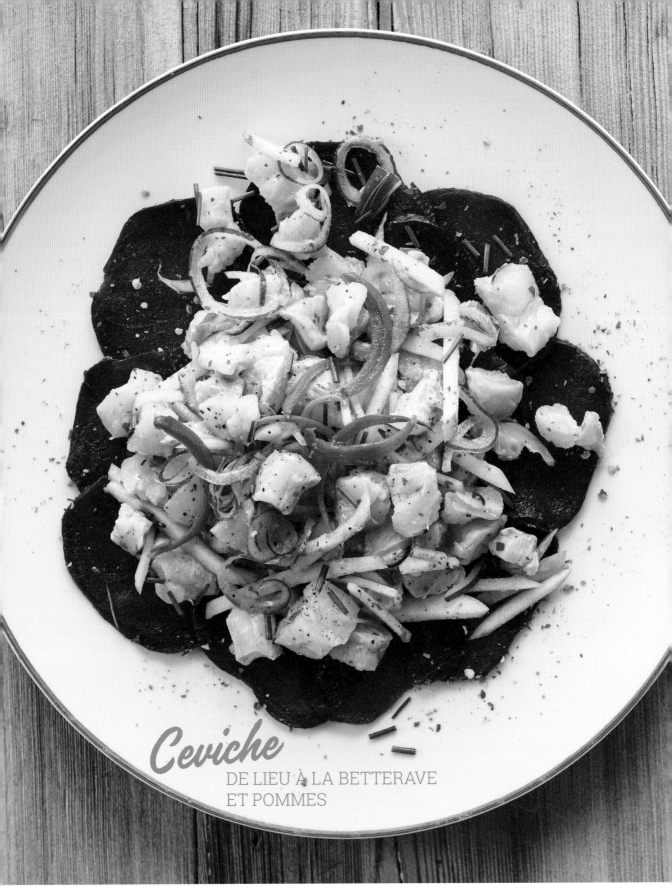

*Ceviche*
DE LIEU À LA BETTERAVE
ET POMMES

# 檸汁生醃青鱈
# 佐甜菜根與蘋果

如果你喜歡,可以加一點現磨生薑在醃生魚裡,為這道前菜加入更多抗氧化物。

〔份量〕
4人份

〔準備時間〕
15分鐘

**食材 ///**

250克去皮青鱈
200克甜菜根
2顆青蘋果
2顆黃檸檬
1顆紫洋蔥
1/3把芫荽
橄欖油
10根細香蔥
鹽之花

**作法 ///**

1 魚肉切成1公分小塊。

2 用刨片器將甜菜根刨成薄片。

3 帶皮青蘋果切成細條狀。

4 取一個沙拉碗,輕柔混拌魚肉、檸檬汁和檸檬皮,然後調味。

5 紫洋蔥切成極細碎末。

6 在魚肉中加入蘋果細條、芫荽末和紫洋蔥碎屑。

7 取一個盤子,先鋪上甜菜根,再放上魚肉。

8 淋上少許橄欖油,撒上切碎細香蔥和一點鹽之花。

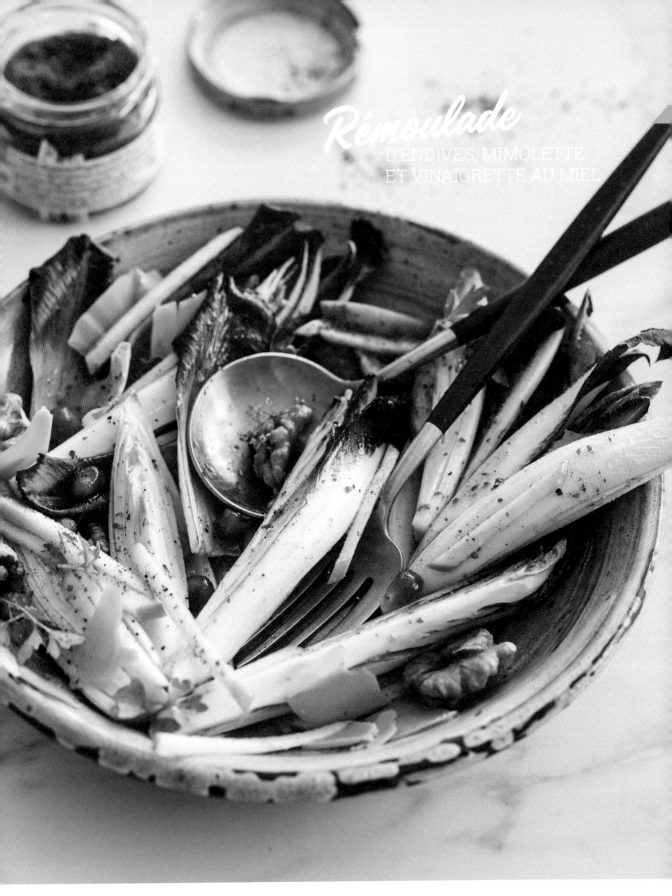

*Rémoulade*

D'ENDIVES, MIMOLETTE
ET VINAIGRETTE AU MIEL

# 苦苣、米莫萊特乳酪、蜂蜜油醋雷莫拉沙拉

核桃蘊含的好油脂和石榴具備的單寧酸擁有保護作用，有助預防心血管疾病。

〔份量〕
4人份

〔準備時間〕
15分鐘

**食材///**

2顆白苦苣
1顆紫苦苣
1顆青蘋果
100克陳年米莫萊特乳酪
16顆核桃
½顆石榴
1支平葉巴西利

**蜂蜜油醋醬**
2大匙蜂蜜
50毫升黃檸檬汁
50毫升芥花油
鹽
艾斯佩雷辣椒

**作法///**

1　混合所有食材並調味，製作油醋醬。

2　苦苣切半，去掉蒂頭。縱切苦苣，放入沙拉碗中。

3　加進切成細條的青蘋果。

4　淋上蜂蜜油醋醬，確認調味。

5　用漂亮的盤子盛裝沙拉，放上米莫萊特乳酪片、核桃碎粒與石榴子。最後妝點剪成細絲的平葉巴西利。

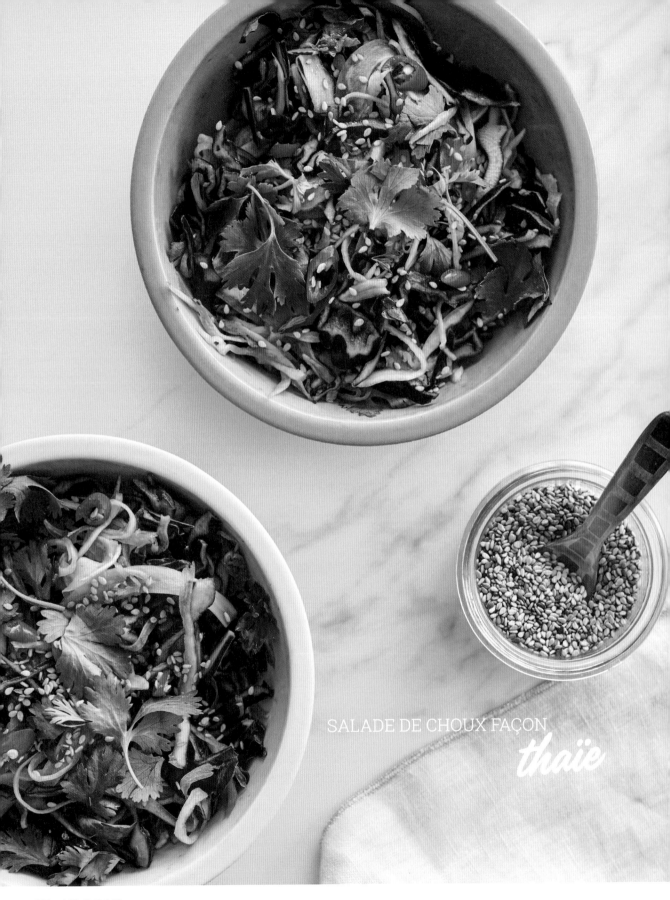

SALADE DE CHOUX FAÇON
*thaïe*

8-4 ·前菜·

# 泰式甘藍菜沙拉

所有甘藍都具備優質營養素，富含維他命K、鈣、纖維質等。有益腸道並可增強免疫系統。

〔份量〕

4人份

〔準備時間〕

30分鐘

食材 ///

**甘藍菜沙拉**

200克羽葉甘藍

200克結球甘藍

200克紫甘藍

1大匙烤香芝麻子

¼把芫荽

鹽

艾斯佩雷辣椒

**泰式油醋醬**

20克生薑

¼根檸檬香茅

2片蒜瓣

1小段紅辣椒或幾滴塔巴斯科辣椒醬

100毫升醬油

25克焙煎芝麻油

50克橄欖油或花生油

2顆份青檸檬汁

作法 ///

1 油醋醬的所有食材放進食物調理機高速攪打，製作醬汁。使用濾網過篩油醋醬。

2 甘藍去掉菜梗，葉片切成細絲。

3 加入油醋醬，讓菜絲醃漬入味20分鐘。

4 上桌時撒上芝麻子和芫荽碎末。

8-5 · 主菜 ·

# 庫斯庫斯
# 佐橙汁煨苦苣

在這道食譜中加入鷹嘴豆可以補充植物性蛋白質！

〔份量〕 4人份

〔準備時間〕 15分鐘

〔烹調時間〕 40分鐘

食材 ///
- 4顆苦苣
- 1顆洋蔥
- 50克奶油
- 3顆柳橙

**麥粉粒**
- 300克中等粗細麥粉
- 50毫升橄欖油
- 鹽

作法 ///

1 清洗苦苣並剖半。切成細絲。

2 用奶油將切得極細的洋蔥末煸香10分鐘左右。

3 加入苦苣，再炒5分鐘。

4 加入柳橙皮屑和3顆柳橙的汁液。

5 煨煮30分鐘讓所有食材煮軟入味。

6 在沙拉碗中放入麥粉粒，淋上橄欖油並撒上少許鹽。

7 倒入熱水直到水位高出麥粉粒2公分。蓋上一塊餐巾布，等待麥粉粒膨脹。

8 橙汁煨苦苣與麥粉粒一起盛盤上桌。

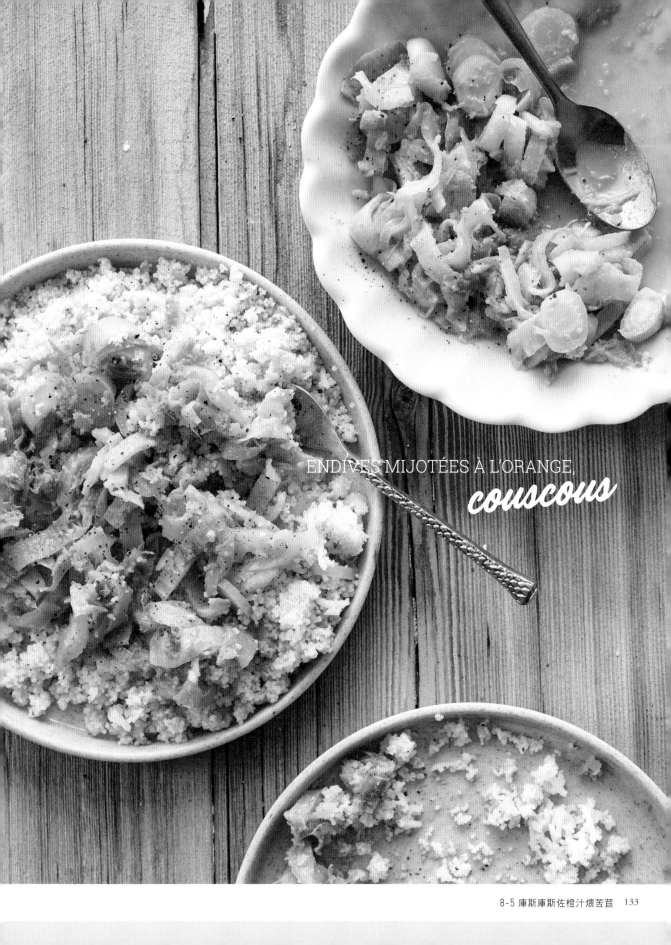

ENDIVES MIJOTÉES À L'ORANGE,
*couscous*

# 蘑菇與新鮮香草
# 印尼炒飯

全胚芽米較白米擁有更均衡的必需胺基
酸、較理想的升糖指數,以及更多維生
素和纖維質。

〔份量〕

4人份

〔準備時間〕

15分鐘

〔烹調時間〕

35分鐘

食材 ‖

- 280克全胚芽米
- 1顆洋蔥
- 4片蒜瓣
- 50毫升橄欖油
- 1根胡蘿蔔
- 300克蘑菇
- 100克結球甘藍
- 2大匙醬油
- 1/3把細香蔥
- 鹽
- 艾斯佩雷辣椒

作法 ///

1 根據包裝上的指示,全胚芽米放入沸水中煮熟。
瀝乾水分備用。

2 在炒鍋中用橄欖油炒香洋蔥和蒜末5分鐘,直到
顏色變成金黃。

3 加入切片胡蘿蔔和蘑菇。炒到上色後加入切粗絲
的甘藍菜葉。

4 加入米飯以大火拌炒所有食材。調味。

5 最後淋上醬油,撒上細香蔥末,大功告成。

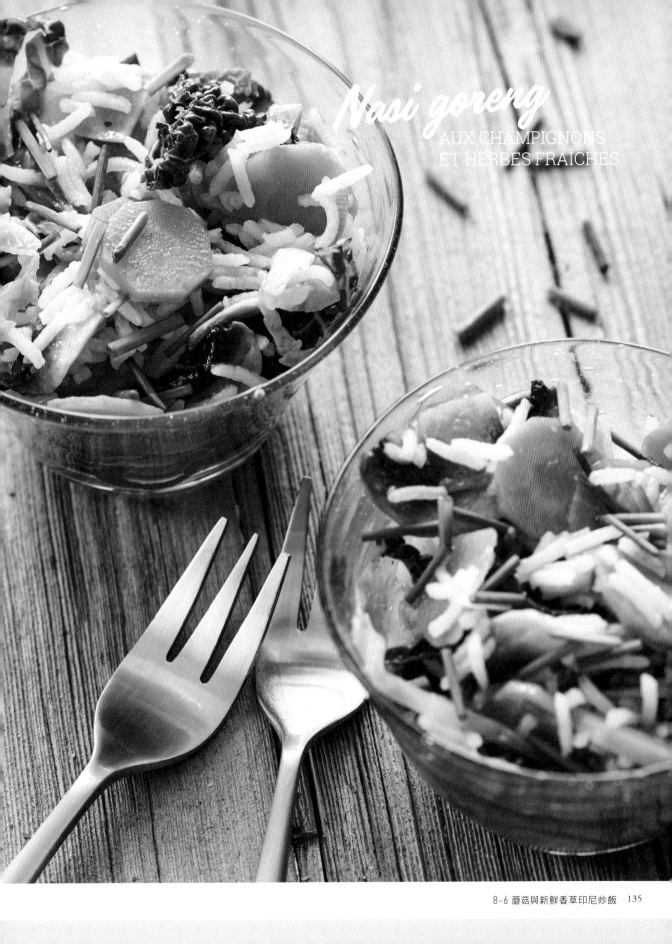

*Nasi goreng*
AUX CHAMPIGNONS
ET HERBES FRAÎCHES

# 辣豆醬

在這道食譜中加入全胚芽印度香米，就能吃得既營養又飽足，同時補充完整的植物性蛋白質。

〔份量〕
4人份

〔準備時間〕
15分鐘

〔烹調時間〕
35分鐘

**食材**

- 800克罐頭紅腎豆
- 2顆洋蔥
- 50毫升橄欖油
- 1大匙小茴香子
- 1大匙紅椒粉
- 4片蒜瓣
- 400克番茄丁
- ½把芫荽
- 鹽
- 艾斯佩雷辣椒

**作法 ///**

1　洋蔥去皮切碎。放入平底鍋以橄欖油煸香。

2　加入小茴香與紅椒粉。

3　加入蒜末和腎豆。

4　煨煮5分鐘後加入番茄丁。

5　調味後再燉煮20分鐘。

6　上桌前撒上芫荽末。

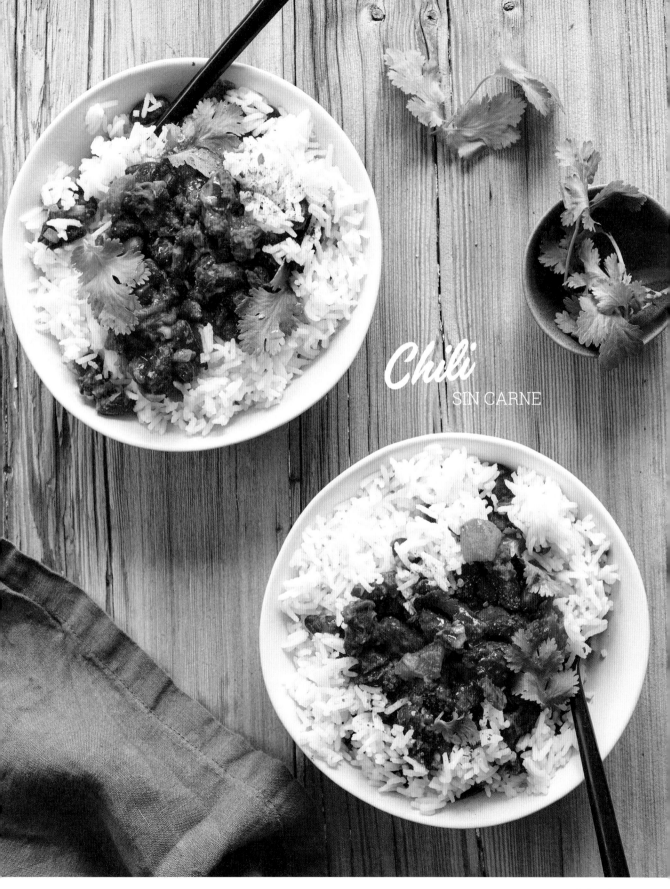

Chili
SIN CARNE

## 8-8 ·主菜·

# 冬蔬什錦飯

原始食譜包含雞腿肉、火腿丁和蝦子。
你可以在我們這道菜中也加入一點這些
食材,依然能夠成就完美均衡的一餐!

〔份量〕
4人份

〔準備時間〕
25分鐘

〔烹調時間〕
45分鐘

食材 ///

- 300克全胚芽米
- 1顆洋蔥
- 1支西洋芹
- 100毫升橄欖油
- 200克蘑菇
- 2片蒜瓣
- 1根韭蔥
- 1根胡蘿蔔
- 1根歐防風
- 1公升蔬菜高湯
- 塔巴斯科辣椒醬
- 3顆丁香
- 1支百里香
- 1片月桂葉
- 2支平葉巴西利
- 鹽
- 艾斯佩雷辣椒

作法 ///

1　用冷水浸泡米。

2　切碎洋蔥和西洋芹,以橄欖油拌炒。加入切片蘑菇,炒到上色。加入蒜末、切成大塊的韭蔥,以及切成薄片的胡蘿蔔和歐防風。

3　瀝乾米的水分,加到剛才的蔬菜中,煨煮5分鐘。

4　倒入高湯淹過食材。調味並加入幾滴塔巴斯科辣椒醬、丁香、百里香和月桂葉。

5　蓋上鍋蓋再煮20分鐘。

6　上桌前撒上切碎的巴西利。

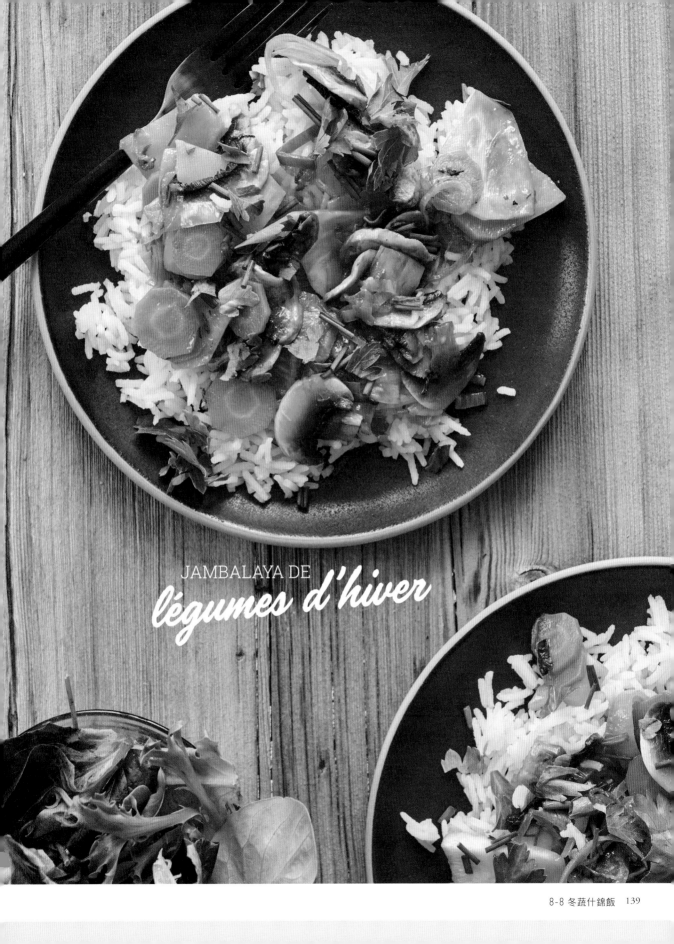

JAMBALAYA DE
*légumes d'hiver*

# 香辣番茄燉香腸

香辣番茄燉香腸的良伴是單純的克里奧米飯，也就是以鹽水煮熟的米飯。還可以加入一小份綠色沙拉增加纖維攝取。

〔份量〕
4人份

〔準備時間〕
20分鐘

〔烹調時間〕
45分鐘

食材 ///

- 2條蒙貝利亞（Montbéliard）煙燻香腸
- 50毫升橄欖油
- 2顆洋蔥
- 4片蒜瓣
- 1公分新鮮生薑
- 700克番茄丁
- 2支平葉巴西利
- 鹽
- 艾斯佩雷辣椒

作法 ///

1　香腸放入冷水中，開火煮到水沸騰，香腸燙熟以去除些許煙燻氣味。切成2到3公分的段狀。

2　在深鍋中加入橄欖油，放進香腸以大火煎到上色。

3　加入洋蔥碎末，以中火炒到金黃。

4　加入蒜末與薑末，再炒5分鐘

5　加入番茄丁和少許水，然後燉煮20分鐘。

6　上桌前撒上切碎的平葉巴西利。

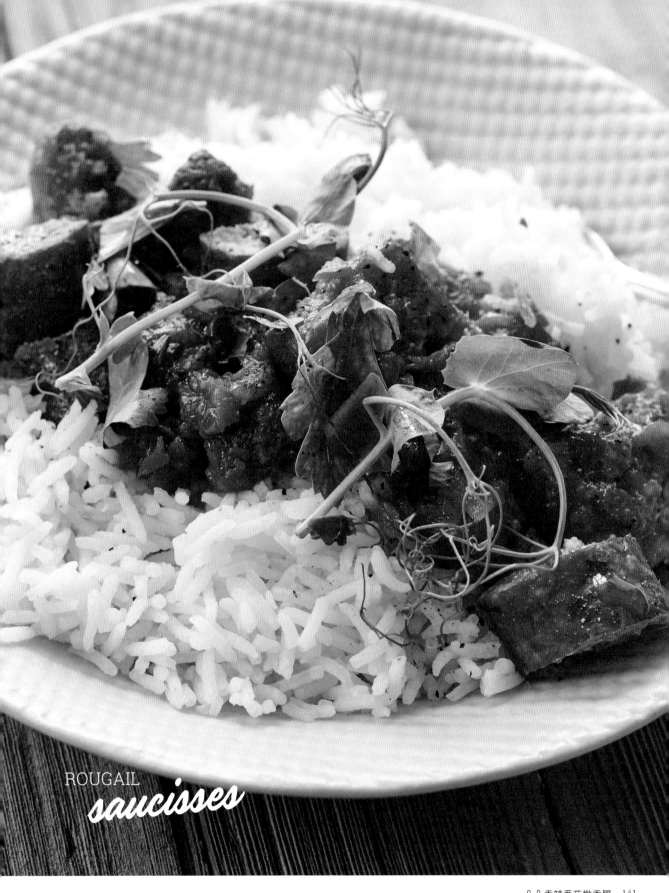

ROUGAIL
*saucisses*

# 蔬菜千層麵

冬季蔬菜含有各種微量營養元素：菠菜中含有鉀和鎂，蕪菁甘藍含有維生素B，菊芋則含有菊糖和天然益菌生！

〔份量〕
4人份

〔準備時間〕
25分鐘

〔烹調時間〕
1小時

**食材**

* 250克生千層麵皮
* 500克菠菜
* 200克歐防風
* 400克菊芋
* 400克蕪菁甘藍
* 50毫升橄欖油
* 200克艾曼塔乳酪屑
* 鹽
* 艾斯佩雷辣椒

**貝夏美白醬**

* 40克奶油
* 60克麵粉
* 1公升牛奶
* 1撮肉豆蔻粉
* 鹽

**作法 ///**

1 先製作貝夏美白醬。在小深鍋中融化奶油。加入麵粉後以中火煮3分鐘。倒入冰牛奶並不停攪拌至醬汁濃稠。調味後加入肉豆蔻粉。

2 菠菜葉切碎後放入橄欖油中輕輕拌炒，蓋上鍋蓋將菠菜悶軟。調味後加入貝夏美白醬。

3 歐防風、菊芋和蕪菁甘藍削皮後切成薄片。放入橄欖油中翻炒幾分鐘。調味。

4 在焗烤盤中鋪上一層貝夏美白醬煮菠菜。

5 放上一片生千層麵皮，然後依序疊放貝夏美白醬、各式蔬菜和千層麵皮。最後淋上一層白醬，撒上艾曼塔乳酪屑。

6 千層麵放入烤箱烤1小時。

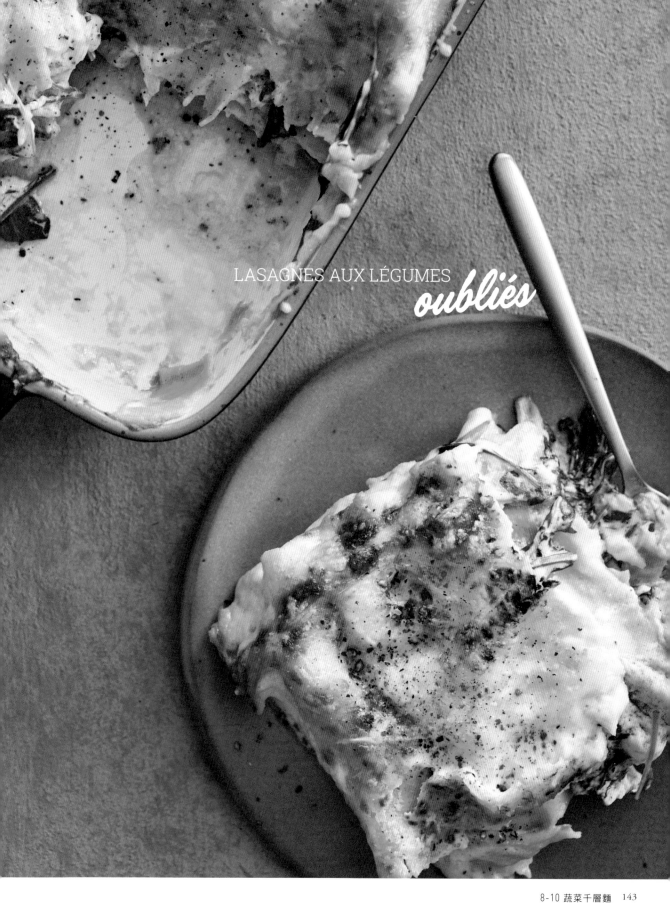

LASAGNES AUX LÉGUMES *oubliés*

# 甘藍葉鑲
# 羊肉捲

如果要製作蔬食版本，請準備以蔬菜為基底的餡料：蘑菇、韭蔥、藜麥和少許乳酪，包入良好均衡的營養素！

〔份量〕
4人份

〔準備時間〕
25分鐘

〔烹調時間〕
25分鐘

食材

- 1顆結球甘藍
- 400克羊絞肉
- 2片蒜瓣
- 1顆洋蔥
- 2支百里香
- 鹽
- 艾斯佩雷辣椒

**鑲肉用的甘藍菜葉**

- 1顆洋蔥
- 1根胡蘿蔔
- 1支百里香
- 1支迷迭香
- 50毫升橄欖油
- 200毫升雞高湯

作法 ///

1　剝下外層甘藍菜葉。在煮沸的鹽水中燙10分鐘左右。放涼後瀝乾水分。

2　內層菜葉放入滾沸的鹽水中烹煮。瀝乾水分後放涼備用。

3　切碎煮好的內層菜葉，與羊絞肉拌在一起。

4　加入蒜末、切碎洋蔥和百里香，然後調味。

5　餡料捏成50克的小球，包入甘藍菜葉中。用細繩固定肉捲。

6　在深鍋中放入洋蔥、胡蘿蔔片、百里香和迷迭香，以橄欖油煸香。小心放入甘藍菜肉捲並注入高湯。

7　蓋上鍋蓋，以文火煮30分鐘。

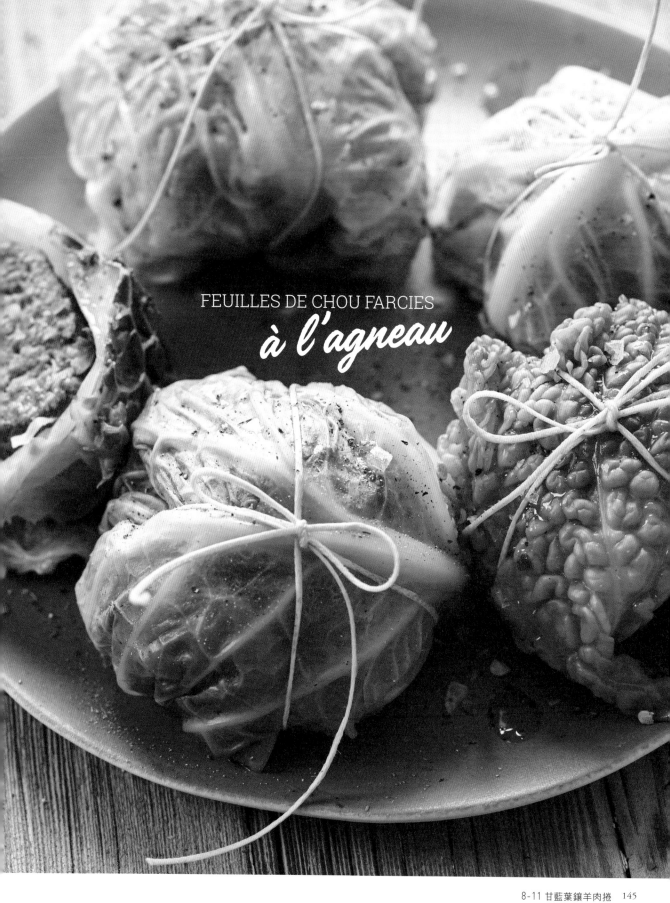

FEUILLES DE CHOU FARCIES
*à l'agneau*

# 穆賈達拉
# 扁豆飯

這道美味料理適合配上加入香料、薄荷等新鮮香草與檸檬汁的優格醬一起食用。也可以使用番茄、洋蔥、橄欖油和一點生薑做一份小沙拉。

〔份量〕
4人份

〔準備時間〕
20分鐘

〔烹調時間〕
45分鐘

食材

* 250克扁豆
* 2顆洋蔥
* 100克麵粉
* 葵花油
* 250克印度香米
* 50毫升橄欖油
* 2小匙小茴香子
* 1小匙薑黃粉
* 2大匙芫荽子
* 500毫升蔬菜高湯
* 芫荽
* 鹽

作法 ///

1 在微滾的水中放入扁豆煮15分鐘。煮好時加入鹽。

2 洋蔥切成薄片，沾上麵粉，用滾燙的葵花油炸熟。放在吸油紙上瀝乾油分，撒上少許鹽巴。

3 在深鍋中加入橄欖油與米，拌炒5分鐘。

4 加入香料後以文火煨煮5分鐘。

5 倒入高湯，蓋上鍋蓋，煮10分鐘。

6 加入瀝乾水分的扁豆，再煮10分鐘。

7 煮好後，加入一半炸洋蔥，盛入盤中。放上剩餘的炸洋蔥。

8 品嘗時撒上少許芫荽末。

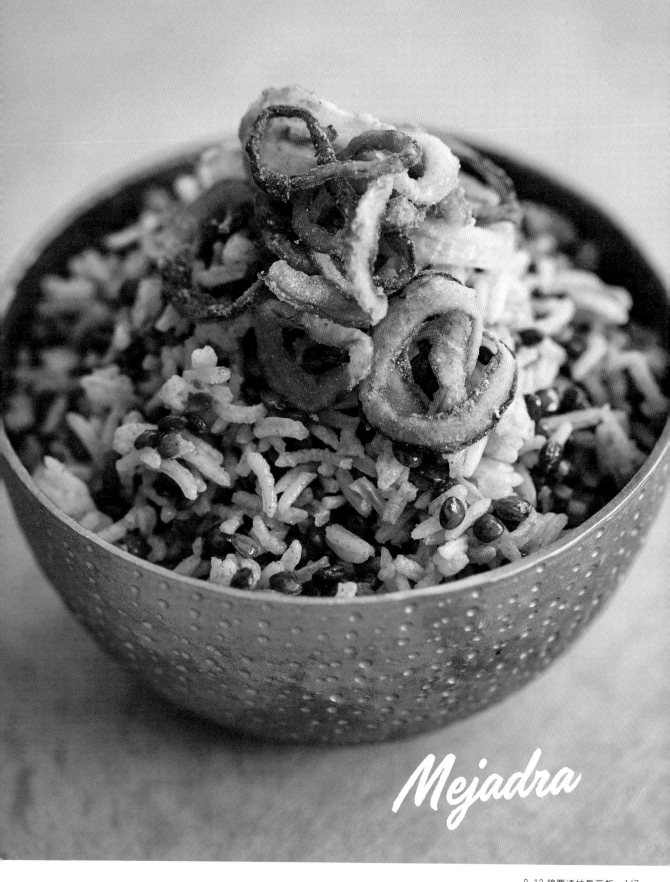

Mejadra

# 帕蒙提埃式
# 馬鈴薯可樂餅

這道可樂餅料理適合搭配美味的綠蔬沙拉一起品嘗，沙拉中加入烤香的什錦種子並拌上核桃油醋醬。這樣有助降低料理的升糖指數。如果要當宴客菜，這道可樂餅也可以跟肉類或禽類料理與蔬菜一起上桌。

〔份量〕
4人份

〔準備時間〕
20分鐘

〔烹調時間〕
45分鐘

## 食材

- 500克馬鈴薯
- 75克奶油
- 3顆蛋
- 1撮肉豆蔻粉
- 麵粉
- 白麵包屑
- 葵花油
- 鹽
- 艾斯佩雷辣椒

## 作法 ///

1 洗淨馬鈴薯，放入烤箱以140℃烘烤1小時。

2 從烤箱取出後，剖開馬鈴薯取出果肉，放入磨泥器壓成泥狀。

3 分離蛋白和蛋黃。蛋白放到一旁備用。在馬鈴薯泥中拌入切丁奶油和3顆蛋黃。

4 調味後加入肉豆蔻粉。

5 使用擠花袋擠出可樂餅的形狀，放入冰箱1小時讓形狀固定硬實。

6 可樂餅依序裹上麵粉、打發蛋白，最後是麵包粉。

7 放入滾燙的葵花油中炸熟。

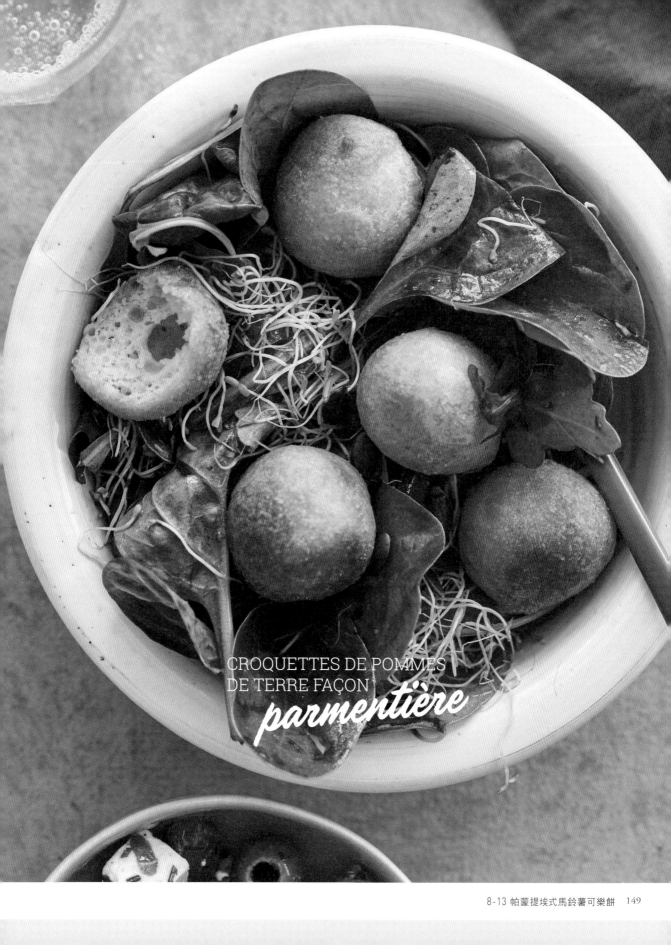

CROQUETTES DE POMMES
DE TERRE FAÇON
*parmentière*

# 瑞可塔乳酪菠菜餡餅

如果要讓這道料理的升糖指數更漂亮：以苦苣、核桃、石榴子和核桃油醋醬做成沙拉，與溫熱美味的餡餅一起食用。

〔份量〕
4人份

〔準備時間〕
15分鐘

〔烹調時間〕
35分鐘

**食材**

- 1公斤菠菜
- 50毫升橄欖油
- 2片蒜瓣
- 1撮肉豆蔻粉
- 2顆蛋
- 200毫升低脂法式酸奶油
- 2片千層奶油酥皮
- 50克松子
- 200克瑞可塔乳酪
- 刷在麵皮上使烤色金黃的蛋液
- 鹽
- 艾斯佩雷辣椒

**作法** ///

1. 洗淨菠菜，去梗留葉。瀝乾水分。用橄欖油清炒菠菜和蒜末。調味後加入肉豆蔻粉。稍稍放涼至微溫。

2. 以170°C預熱烤箱。

3. 蛋與法式酸奶油混合均勻後調味。

4. 派盤底部鋪上一片千層派皮。放上菠菜、松子和瑞可塔乳酪。在餡料上倒入鮮奶油與蛋的混合液。

5. 派皮邊緣抹水，放上第二片派皮。緊密捏合兩片派皮的邊緣。

6. 打散蛋液，用刷子塗在餡餅頂端的麵皮上讓烤色金黃。在麵皮上劃出格狀花紋作為裝飾，餡餅中間戳一個小洞，讓烘烤過程中產生的水氣能夠逸散。

7. 餡餅放入烤箱烘烤約1小時。

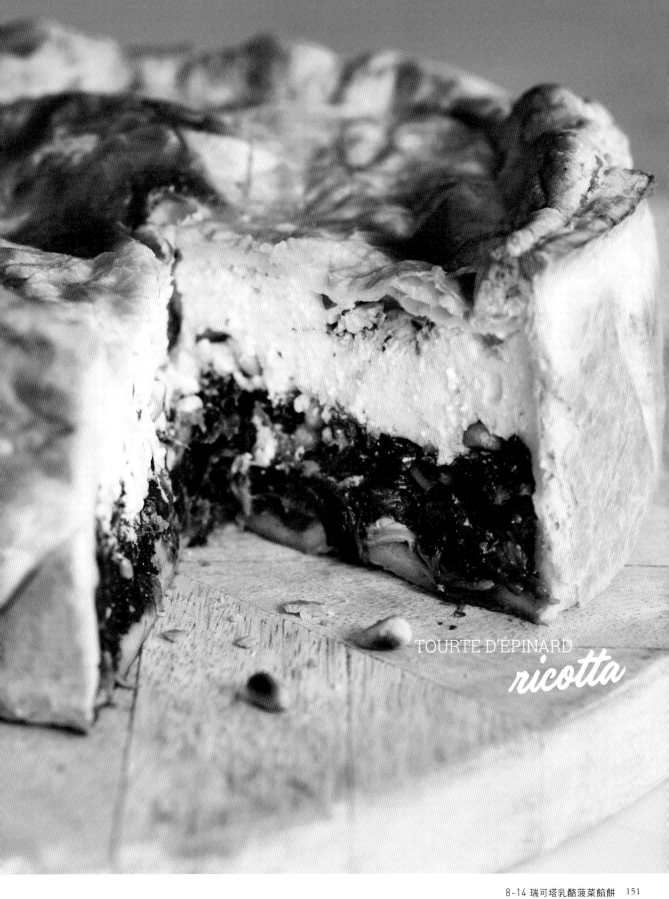

TOURTE D'ÉPINARD
*ricotta*

# 甜洋蔥柑橘風味
# 塔吉式燉胡蘿蔔

如要攝取更均衡的營養素，可以採用全
麥粉粒搭配這道塔吉風燉菜。

〔份量〕
4人份

〔準備時間〕
20分鐘

〔烹調時間〕
1小時

食材 ≣

- 1.2公斤胡蘿蔔
- 2顆大洋蔥
- 50毫升橄欖油
- 1大匙小茴香子
- 1小匙薑黃粉
- 1克番紅花
- 1顆黃檸檬
- 1顆柳橙
- 1顆葡萄柚
- ½顆鹽醃檸檬
- 300毫升蔬菜高湯
- 芫荽
- 鹽

作法 ///

1 洋蔥和胡蘿蔔去皮。

2 洋蔥切片後放入橄欖油，以小火清炒10來分鐘。

3 加入切成薄片的胡蘿蔔、小茴香、薑黃與番紅花。再燉煮5分鐘。

4 加入檸檬汁、柳橙汁和葡萄柚汁融化鍋底汁渣。加入半顆切碎的鹽醃檸檬。

5 調味後加入高湯。

6 蓋上鍋蓋，煨煮45分鐘。

7 上桌前撒上芫荽。

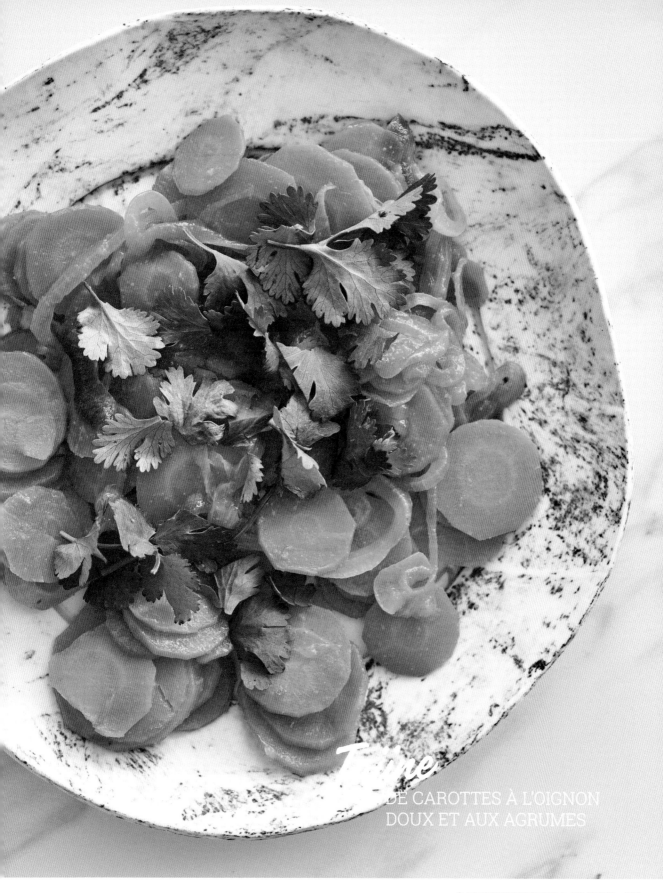

_Tajine_
DE CAROTTES À L'OIGNON
DOUX ET AUX AGRUMES

# 焗烤根芹馬鈴薯

以美味的甜菜根核桃羊萵苣沙拉作為這道焗烤料理的配菜。

〔份量〕
4人份

〔準備時間〕
20分鐘

〔烹調時間〕
1小時

食材 ///
- 1公斤賓杰馬鈴薯
- 300克根芹菜
- 500毫升牛奶
- 500毫升低脂液態鮮奶油
- 2片蒜瓣
- 1撮肉豆蔻粉
- 150克艾曼塔乳酪屑
- 鹽
- 艾斯佩雷辣椒

作法 ///

1 馬鈴薯削皮洗淨。切成薄片。

2 根芹菜也切成薄片。

3 加熱牛奶、鮮奶油、蒜末、肉豆蔻粉、鹽和艾斯佩雷辣椒的混合液。放入馬鈴薯和根芹菜。

4 蓋上鍋蓋，在微滾狀態下煮10分鐘。

5 全部倒入焗烤盤中。

6 撒上艾曼塔乳酪屑，放入烤箱焗烤30分鐘。

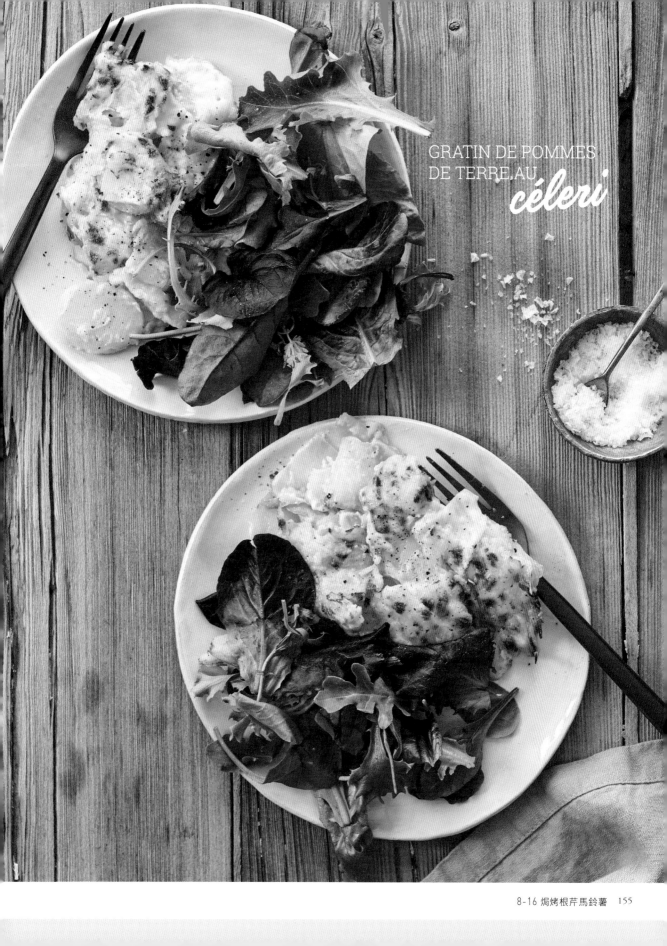

GRATIN DE POMMES
DE TERRE AU
*céleri*

# 番薯佐印度優格醬

在這道食譜中加入鷹嘴豆可以補充植物性蛋白質,讓營養更均衡!

 〔份量〕4人份

 〔準備時間〕20分鐘

 〔烹調時間〕40分鐘

## 食材

- 1公斤番薯
- 1顆洋蔥
- 50毫升橄欖油
- 4片蒜瓣
- 2公分生薑
- 1小匙馬薩拉印度綜合香辛料
- 1小匙咖哩粉或咖哩膏
- 1/2小匙薑黃粉
- 1小段辣椒(隨意)
- 2盒優格
- 2支平葉巴西利
- 鹽

## 作法 ///

1 番薯放入滾沸的鹽水中煮熟,然後去皮。

2 切成厚度適中的片狀。

3 切碎洋蔥,放入橄欖油和蒜末與薑末,以中火拌炒。加入香料和少許水燉煮,直到成為柔順的醬狀質地。

4 加入優格並以打蛋器拌勻。

5 番薯放入醬汁中,調味並回鍋加熱。

6 料理上桌前撒上切碎的平葉巴西利。

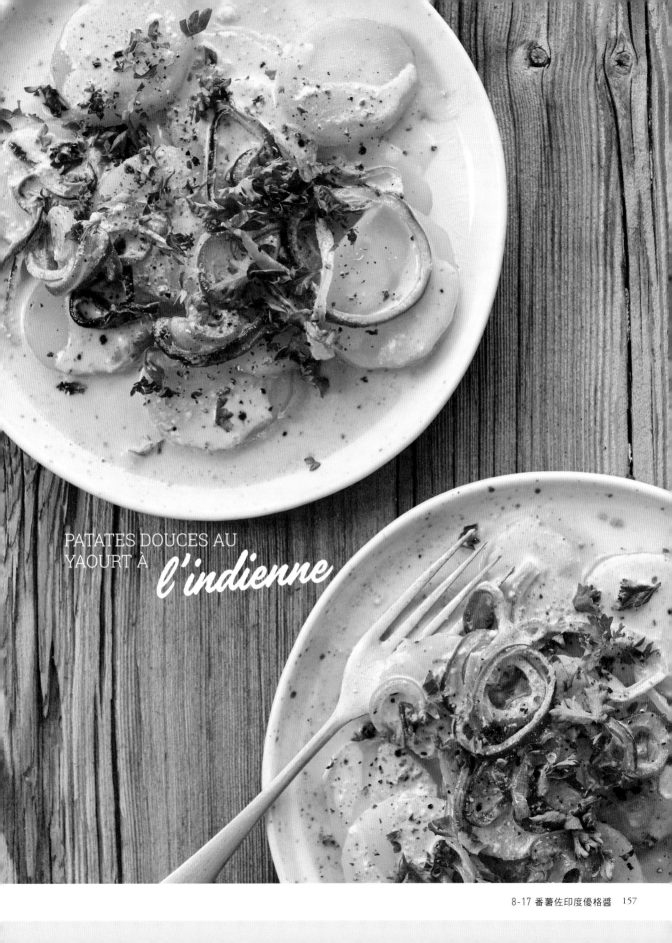

PATATES DOUCES AU
YAOURT À *l'indienne*

# 時蔬佐白醬

這道燉菜可以搭配低升糖指數的米飯，
例如印度全胚芽香米、糙米、紅米、菰
米等。

〔份量〕
4人份

〔準備時間〕
20分鐘

〔烹調時間〕
50分鐘

食材 ///

- 2顆洋蔥
- 2根胡蘿蔔
- 2顆蕪菁
- 2支西洋芹
- 1根歐防風
- 50毫升橄欖油
- 2公升蔬菜高湯
- 1支百里香
- 2片月桂葉
- 鹽
- 艾斯佩雷辣椒

**醬汁**

- 80克奶油
- 80克麵粉
- 250克濃稠法式酸奶油
- 1顆份黃檸檬汁
- 1撮肉豆蔻粉

作法 ///

1 根莖類蔬菜削皮並切成3公分塊狀

2 在平底鍋中放入橄欖油，炒香所有蔬菜10分鐘。

3 注入高湯，調味後煮滾。

4 加入百里香與月桂葉。繼續煮約30分鐘。

5 燉煮蔬菜的同時，取一個深鍋放入奶油，以小火融化後加入麵粉，將所有材料邊攪拌邊加熱3分鐘，煮成白色奶糊醬。

6 加入蔬菜湯鍋中的部分煮汁，攪拌以做出滑順的醬汁。加入濃稠法式酸奶油、檸檬汁和肉豆蔻粉。

7 煮好的根莖蔬菜放入醬汁中，即完成這道時蔬佐白醬。

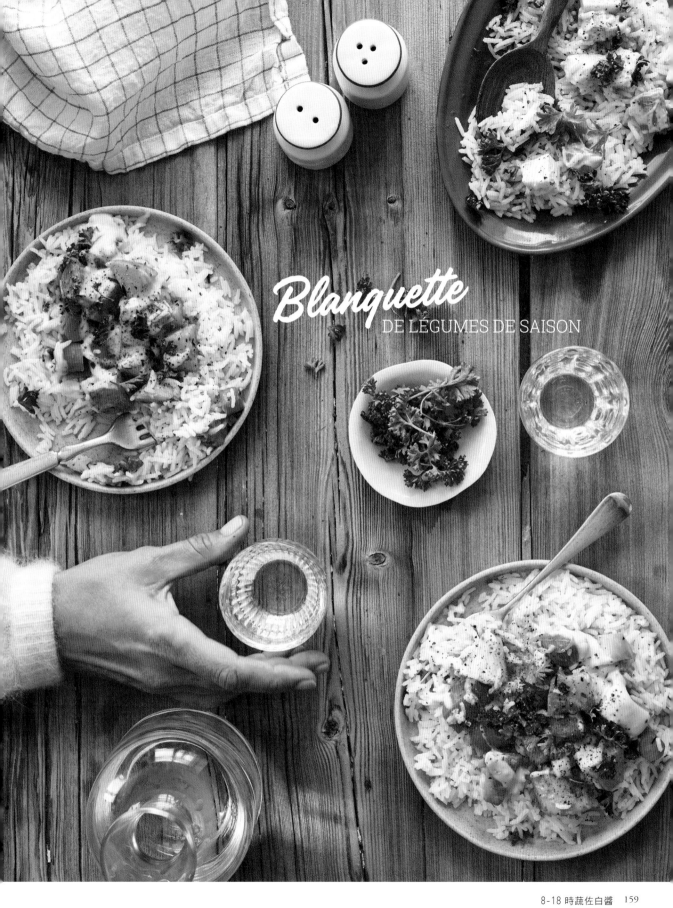

Blanquette
DE LÉGUMES DE SAISON

# 絕讚鮮魚塔吉鍋

如果想要降低這道料理的升糖指數，可以把馬鈴薯換成番薯。

〔份量〕
4人份

〔準備時間〕
25分鐘

〔烹調時間〕
1小時

**食材**

- 4片鱈魚類白肉魚
- 1顆洋蔥
- 50毫升橄欖油
- 1根韭蔥
- 1根胡蘿蔔
- 1小匙薑粉
- 1大匙紅椒粉
- 2小匙孜然粉
- 8顆馬鈴薯
- 1公升魚高湯或蔬菜高湯
- 1/3把芫荽
- 鹽
- 艾斯佩雷辣椒

**作法** ///

1　洋蔥切成細末，在橄欖油中輕輕拌炒。

2　加入切片的韭蔥和胡蘿蔔與香料。放入切片馬鈴薯，並注入魚高湯或蔬菜高湯。調味。

3　燉煮45分鐘後，加入魚片，然後再以微滾狀態煮約10分鐘。

4　上桌前撒上芫荽。

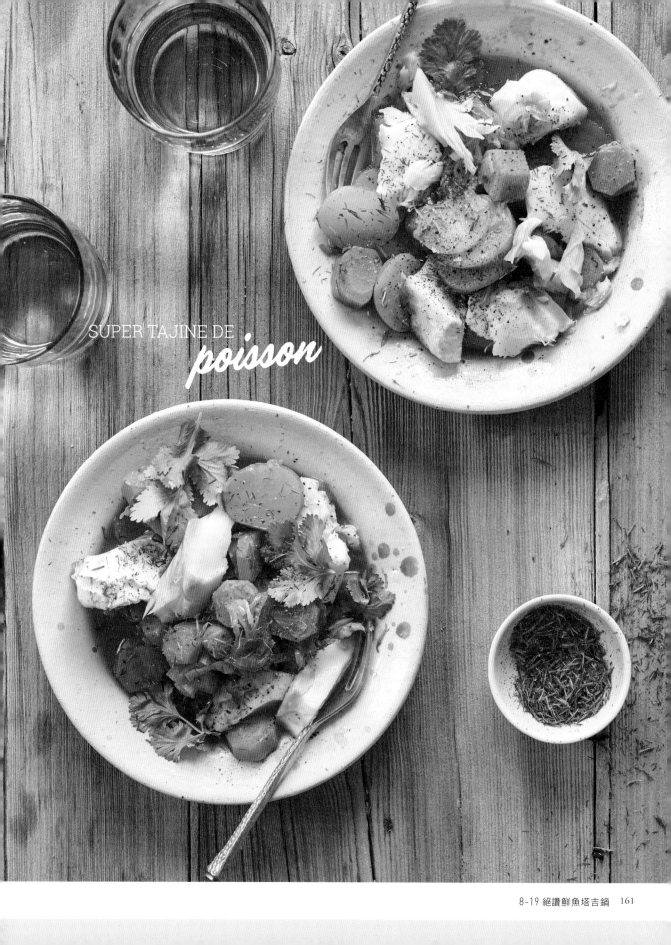

SUPER TAJINE DE *poisson*

8-20 · 主菜 ·

# 柔滑玉米糊佐冬季蔬菜

蒜頭是健康食物,除了具有淨化和「清潔」作用,還擁有強大的抗癌和抗發炎功效。

〔份量〕
4人份

〔準備時間〕
20分鐘

〔烹調時間〕
45分鐘

食材

**烤蔬菜**
- 200克紅栗南瓜
- 200克根芹菜
- 1根西洋芹
- 1顆洋蔥
- 1根胡蘿蔔
- 8片蒜瓣
- 50毫升橄欖油
- 1支迷迭香
- 1支百里香
- 2支平葉巴西利
- 鹽
- 胡椒

**玉米糊**
- 250克玉米粉
- ½公升牛奶
- 1/2公升蔬菜高湯
- 50克奶油
- 1撮肉豆蔻粉
- 1支百里香
- 1支迷迭香
- 鹽
- 艾斯佩雷辣椒

作法 ///

1　以190°C預熱烤箱。

2　蔬菜削皮洗淨。切成2公分丁塊與整片蒜瓣一起放入焗烤盤中。

3　淋上橄欖油,調味,撒上香草。

4　送入烤箱烘烤30分鐘,用刀尖插入蔬菜以確認熟度。

5　加熱牛奶、高湯與奶油,加進肉豆蔻粉、百里香和迷迭香。所有材料煮滾。

6　加入玉米粉,以小火煮5分鐘。調味。

7　玉米糊連同爐烤蔬菜一起上桌。

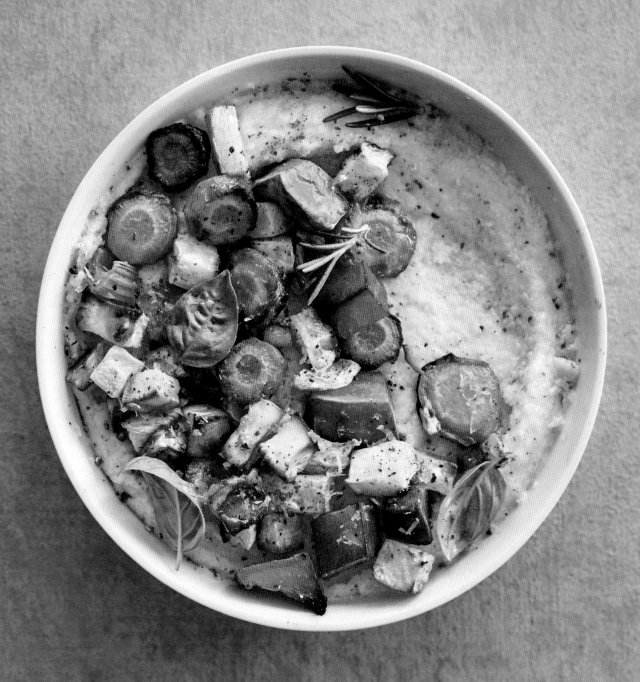

# Polenta
## CRÉMEUSE ET LÉGUMES D'HIVER

# 焗烤什錦穀麥
# 配冬季蔬菜

選擇非精製什錦穀麥與豆類：斯佩耳特小麥、燕麥、精磨大麥、乾豌豆、蕎麥、珊瑚扁豆等。

〔份量〕
4人份

〔準備時間〕
25分鐘

〔烹調時間〕
35分鐘

## 食材 ///

* 300克什錦穀麥
* 2顆洋蔥
* 50毫升橄欖油
* 1支百里香
* 1支迷迭香
* 4片蒜瓣
* 1根韭蔥
* 1公升蔬菜高湯
* 300克菠菜
* 150克艾曼塔乳酪屑
* 鹽
* 艾斯佩雷辣椒

## 作法 ///

1 根據包裝上的指示，什錦穀物放入沸水中煮熟。瀝乾穀麥水分。

2 以180℃預熱烤箱。

3 在平底鍋中放入切片洋蔥，與百里香和迷迭香一起以橄欖油翻炒。加入蒜末。放入切片韭蔥，燉煮5分鐘。

4 加入高湯。調味後再燉煮20分鐘。

5 取另一個平底鍋，以少許橄欖油清炒菠菜葉。調味。

6 混合穀麥、菠菜、洋蔥和韭蔥。全部倒入焗烤盤。

7 撒上艾曼塔乳酪屑，放入烤箱焗烤30分鐘。

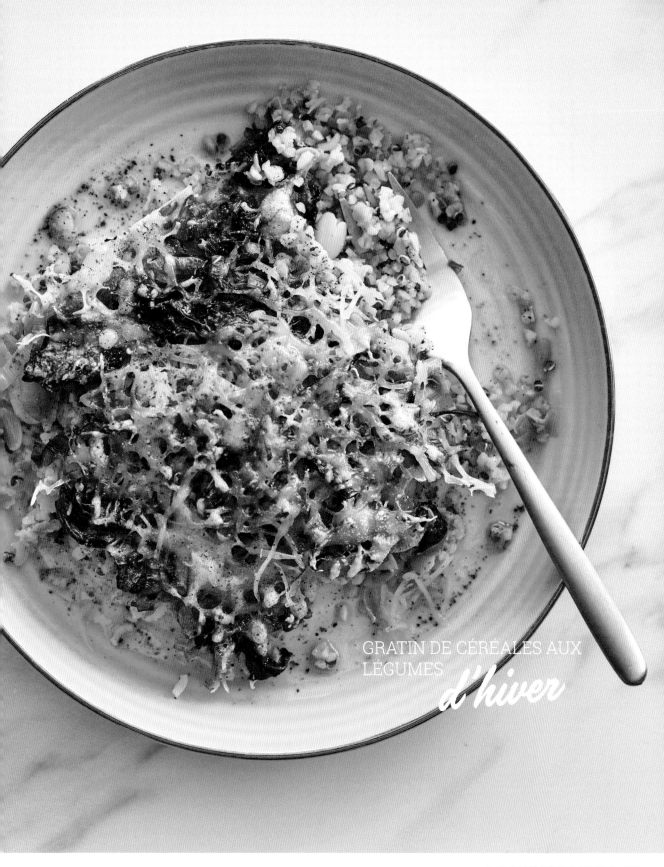

GRATIN DE CÉRÉALES AUX
LÉGUMES *d'hiver*

# 烤鴨咖哩
# 佐荔枝

以全胚芽印度香米和青蔬沙拉作為這道鴨肉咖哩的配菜。可以把荔枝換成芒果等其他水果。

〔份量〕
4人份

〔準備時間〕
20分鐘

〔烹調時間〕
40分鐘

**食材**

- 2片鴨胸
- 1顆洋蔥
- 50毫升橄欖油
- 4片蒜瓣
- 1公分生薑
- 1小匙咖哩粉
- 1小匙薑黃粉
- 200毫升雞高湯
- 200毫升椰奶
- 1小匙玉米粉
- 12顆新鮮或糖漬荔枝
- 1顆青檸檬
- ¼把芫荽
- 鹽
- 艾斯佩雷辣椒

**作法** ///

1 在鴨胸上撒鹽,鴨皮朝下放入冷鍋。

2 以極小火加熱平底鍋,讓油脂融化,越慢越好,約煎30分鐘。慢慢逼出油脂。

3 調高火力,鴨胸皮煎到金黃,然後倒出平底鍋中的油脂。鴨胸翻面,以大火煎炙鴨肉部分2分鐘。鴨胸移到架上靜置。

4 洋蔥切片,放入加了橄欖油的平底鍋,以中火翻炒5分鐘。加入蒜末、薑末和香料。繼續燉煮5分鐘。倒入高湯與椰奶。

5 燉煮5分鐘,視需要加入以少許冷水化開的玉米粉水,稍微勾芡醬汁使其變得濃稠。調味。

6 削取青檸檬皮備用。在醬汁中加入荔枝和青檸檬汁一起加熱。

7 鴨胸切成大塊丁狀,放入醬汁加熱1分鐘,然後與咖哩一起上桌。

8 上菜前撒上芫荽末和檸檬皮屑。

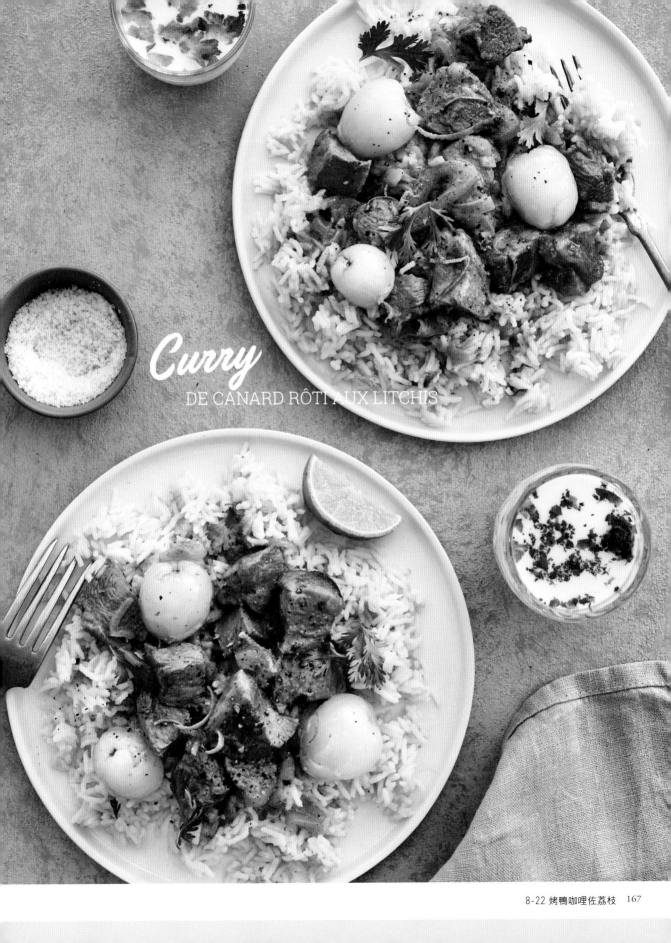

*Curry*
DE CANARD RÔTI AUX LITCHIS

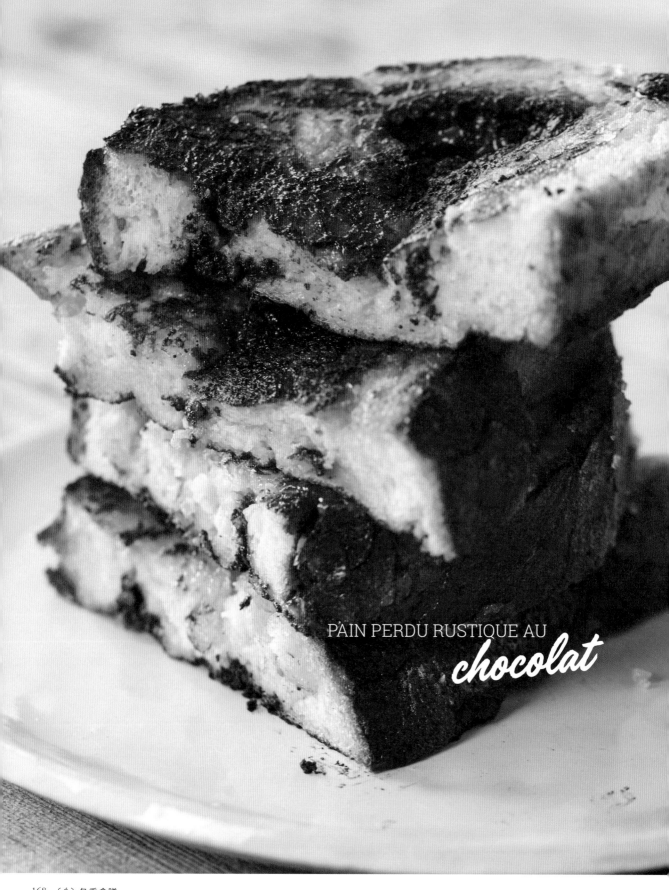

PAIN PERDU RUSTIQUE AU
*chocolat*

# 鄉村麵包版 法式巧克力土司

選擇可可脂含量70%的巧克力，就能在不攝取太多糖分的情況下獲得可可的優質營養成分，且能減少升糖指數。

〔份量〕
4人份

〔準備時間〕
15分鐘

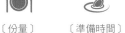

〔烹調時間〕
10分鐘

## 食材

- 4片厚切酸種隔夜鄉村麵包
- 12塊70%黑巧克力
- 50克奶油
- 25克紅糖

**法式土司材料**

- 2顆蛋
- 30克龍舌蘭糖漿
- 300毫升牛奶
- 1顆現磨東加豆或少許香草粉

## 作法 ///

1　龍舌蘭糖漿與蛋一起打到發白，加入牛奶和現磨東加豆。

2　巧克力塊切成丁狀，塞入麵包片中。

3　巧克力麵包片浸入蛋奶液。

4　加熱平底鍋，加入奶油和紅糖，再放入吸飽蛋奶液的麵包，兩面各以中火煎3分鐘。

5　法式土司應該要稍微焦糖化。

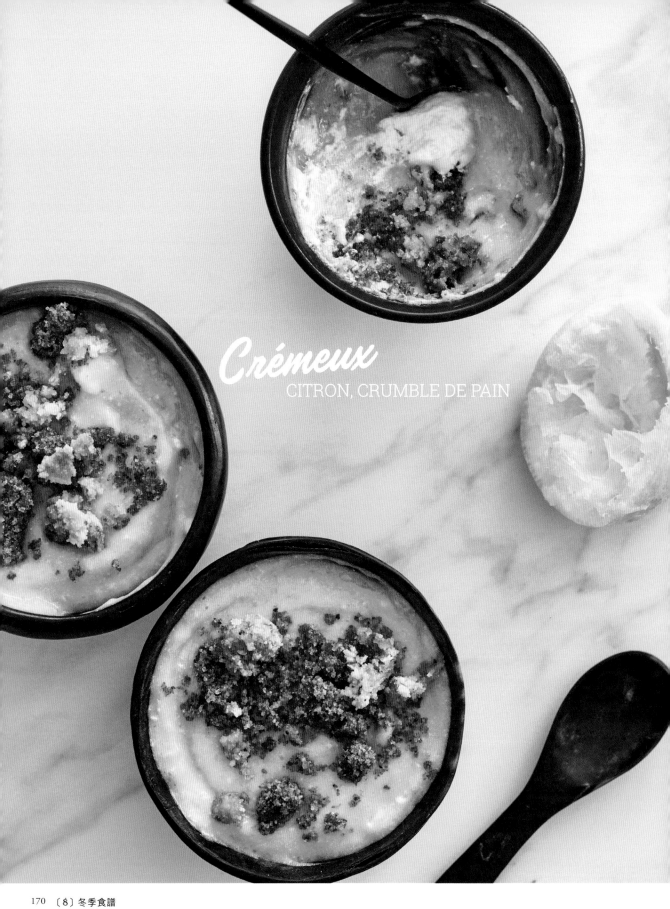

*Crémeux*
CITRON, CRUMBLE DE PAIN

# 檸檬凝乳
# 麵包奶酥

這道甜點可以佐伴一球優格雪酪或白乳酪，緩和檸檬的天然酸味。

〔份量〕
4人份

〔準備時間〕
20分鐘

〔烹調時間〕
20分鐘

食材 ///

3顆蛋
100克椰糖
10克玉米粉
4顆黃檸檬
15克奶油

**麵包奶酥**

125克乾掉麵包
100克軟化奶油
80克紅糖
200毫升低脂液態鮮奶油

作法 ///

1　以180°C預熱烤箱。

2　蛋液中拌入椰糖、玉米粉、4顆份檸檬汁和1顆份檸檬皮屑。煮到沸騰。削取一顆檸檬的皮備用。在烹調最終階段加入奶油。

3　倒入碗中，用保鮮膜貼合白醬表面覆蓋。放入冰箱冷卻。

4　弄碎麵包，加入軟化奶油和紅糖。

5　混合後將麵包奶酥鋪在烤盤上，厚度為1公分。送入烤箱烘烤約15分鐘。

6　奶酥放涼後切成不規則的1公分小塊。

7　非常冰涼的液態鮮奶油打發成奶油霜。

8　在冰涼的檸檬凝乳中輕柔拌入鮮奶油霜。

9　取幾個小玻璃杯，舀入檸檬凝乳，放上麵包奶酥。撒上檸檬皮屑。

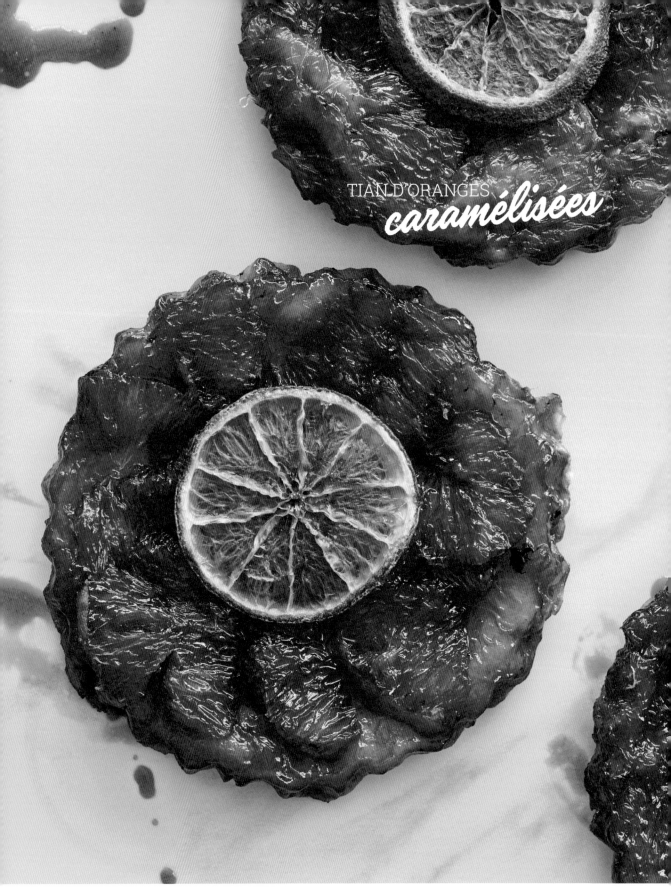

TIAN D'ORANGES *caramélisées*

# 焦糖柳橙派餅

柳橙含有豐富的纖維質,並可啟動免疫
系統的防禦力,是多季的理想水果!

〔份量〕
4人份

〔準備時間〕
25分鐘

〔烹調時間〕
20分鐘

**食材**

6顆柳橙
50克紅糖
20克奶油

**萬用麵團**
200克半全麥麵粉
80克奶油
65克水
1撮鹽

**作法** ///

1  麵粉與奶油搓揉成沙狀,製備萬用麵團。

2  加入融了鹽的水。快速揉搓麵團,塑形成球狀。
   麵團放入冰箱,鬆弛20分鐘。

3  削取2顆柳橙皮屑。由上往下切掉柳橙皮,取出
   柳橙瓣。放在篩子上瀝去水分,汁液越少越好。

4  在非常冰涼的深鍋中分次放入紅糖,乾煮焦糖。

5  在焦糖中加入奶油,30秒後加入柳橙瓣。

6  深鍋離火,加入檸檬和柳橙皮。放涼至微溫。萬
   用麵團擀成5公釐厚,切出符合小塔模或小派模
   尺寸的圓形麵皮。

7  在每個小模具中放入焦糖柳橙。放上圓形萬用麵
   皮,送入烤箱烘烤約20分鐘。

8  使用跟反烤塔一樣的手法將派餅脫模。

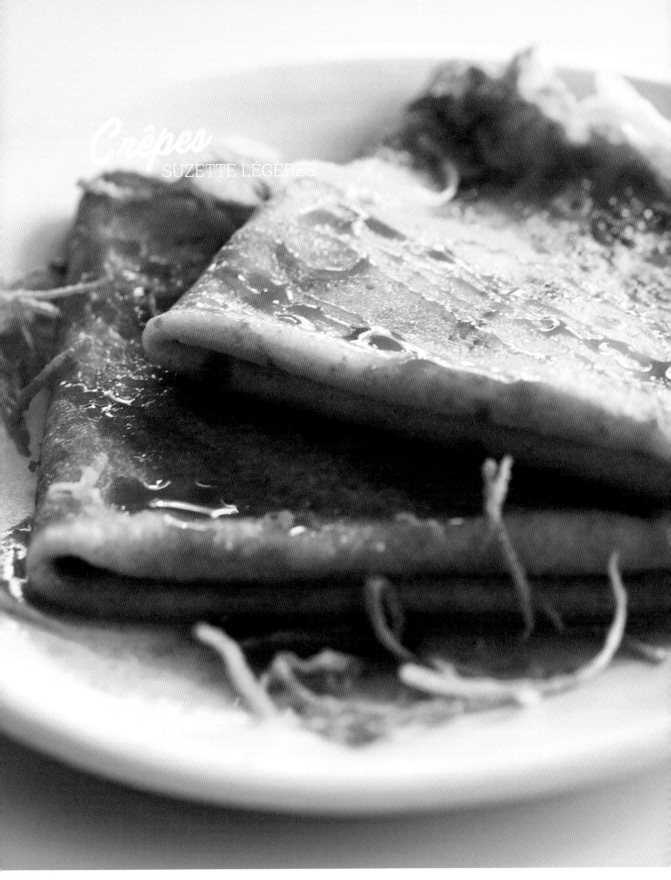

Crêpes
SUZETTE LÉGÈRES

# 清爽風蘇塞特可麗餅

如果要製作無麩質和無乳糖的可麗餅，可以將一般麵粉換成半胚芽米粉，搭配少許藜麥粉或栗子粉，讓味道更加鮮明。然後選擇植物奶（杏仁、榛果、椰奶等）代替牛奶。

〔份量〕
4人份

〔準備時間〕
20分鐘

〔烹調時間〕
15分鐘

食材 ///

**可麗餅麵糊**

- 3顆蛋
- 500毫升牛奶
- 30克棕色蘭姆酒
- 1撮鹽
- 1顆份檸檬皮屑&1顆份柳橙皮屑
- 225克半全麥麵粉

**清爽風蘇塞特淋醬**

- 250克柳橙汁
- 50克黃檸檬汁
- 1顆柳橙皮屑
- ½顆檸檬皮屑
- 70克焦糖漿
- 10克玉米粉
- 20克奶油
- 50克柑曼怡香橙甜酒

作法 ///

1 製作可麗餅麵糊：在碗中放入雞蛋、牛奶、蘭姆酒、一小撮鹽和柑橘類水果皮屑。

2 加入麵粉，攪拌至麵糊光滑無顆粒。

3 取一個小深鍋，放入蘇塞特淋醬的所有材料，一邊攪拌一邊煮到微滾。

4 煎好可麗餅後折成四等份。

5 使用平底鍋讓蘇塞特淋醬稍微回溫，再放入可麗餅加熱。

6 上桌前削一點柑橘類水果皮屑。

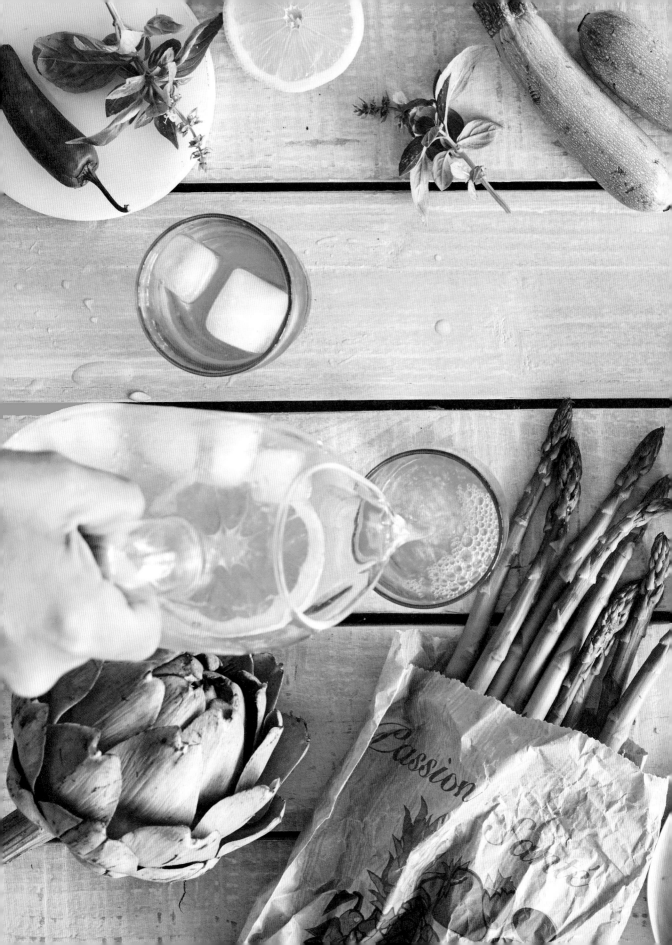

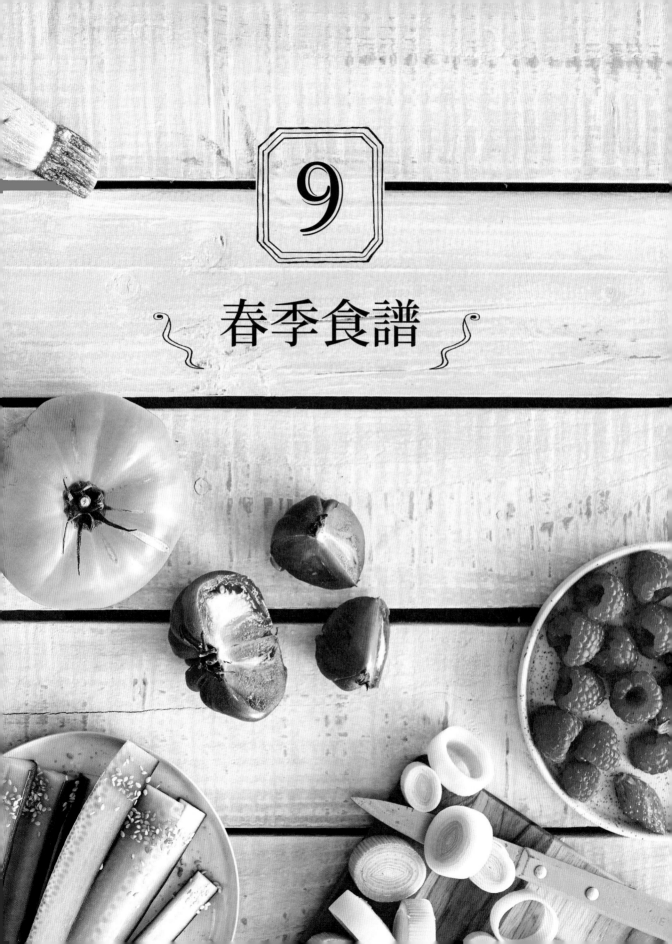

# 9

## 春季食譜

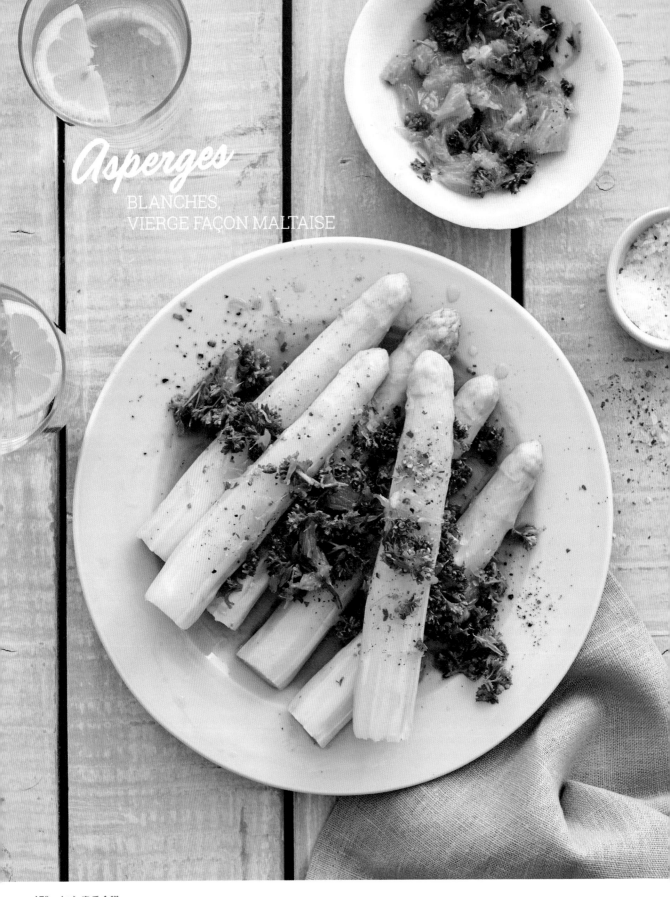

# Asperges
## BLANCHES,
## VIERGE FAÇON MALTAISE

9-1 ·前菜·

# 白蘆筍佐馬爾他式血橙橄欖油醬

蘆筍是「春天身體大掃除」的理想食材，具有排水利尿及排毒功效！

〔份量〕
4人份

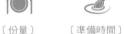

〔準備時間〕
15分鐘

〔烹調時間〕
5分鐘

食材 ///

* 800克白蘆筍
* 粗海鹽

**馬爾他式血橙橄欖油醋醬**

* 2顆血橙
* 1顆紅蔥頭
* 50毫升紅酒醋
* 100毫升橄欖油
* 1撮艾斯佩雷辣椒
* 1大匙切碎的平葉巴西利
* 鹽

作法 ///

1　使用水果小刀削掉蘆筍表皮，切掉尾端纖維過多的部分。放旁備用。

2　在一鍋水中加進粗鹽，蓋上鍋蓋加熱。

3　由上往下切掉血橙皮，果肉切成小丁。

4　在橙肉中加入紅蔥頭、醋和橄欖油。

5　最後加入艾斯佩雷辣椒、平葉巴西利和少許鹽，即完成醬汁。

6　蘆筍放入滾水中，開蓋煮5分鐘，用刀尖戳探確認熟度。

7　瀝乾蘆筍水分，澆上馬爾他式血橙橄欖油醋醬。

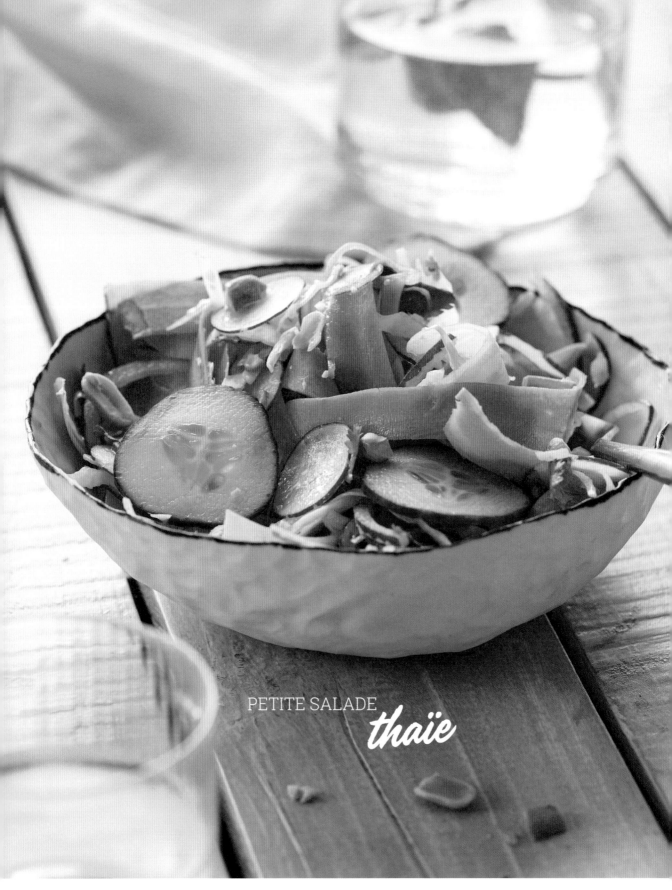

PETITE SALADE
*thaïe*

# 泰式小沙拉

這道泰式沙拉的所有健康食材提供滿滿維生素、Omega 3和抗氧化物。

〔份量〕
4人份

〔準備時間〕
10分鐘

**食材**

- 1根胡蘿蔔
- ½顆白菜
- 1/2顆紫洋蔥
- ½條黃瓜
- ½把櫻桃蘿蔔
- ¼把芫荽
- 2大匙鹹花生
- 1大匙烤香芝麻子

**泰式沙拉醬**

- 20克生薑
- ¼根檸檬香茅
- 2片蒜瓣
- 1小段紅辣椒或幾滴塔巴斯科辣椒醬
- 100毫升醬油
- 50克焙煎芝麻油
- 100克橄欖油或花生油
- 2顆份青檸檬汁

**作法 ///**

1. 製備泰式油醋醬：所有食材放入食物調理機高速攪拌。過篩。

2. 蔬菜削皮洗淨。切成薄片。留下少許芫荽備用。

3. 在沙拉碗中混合所有蔬菜，依照你的口味漸次加入沙拉醬。

4. 沙拉盛裝在漂亮的盤子中，撒上芫荽末、花生和烤箱芝麻子。

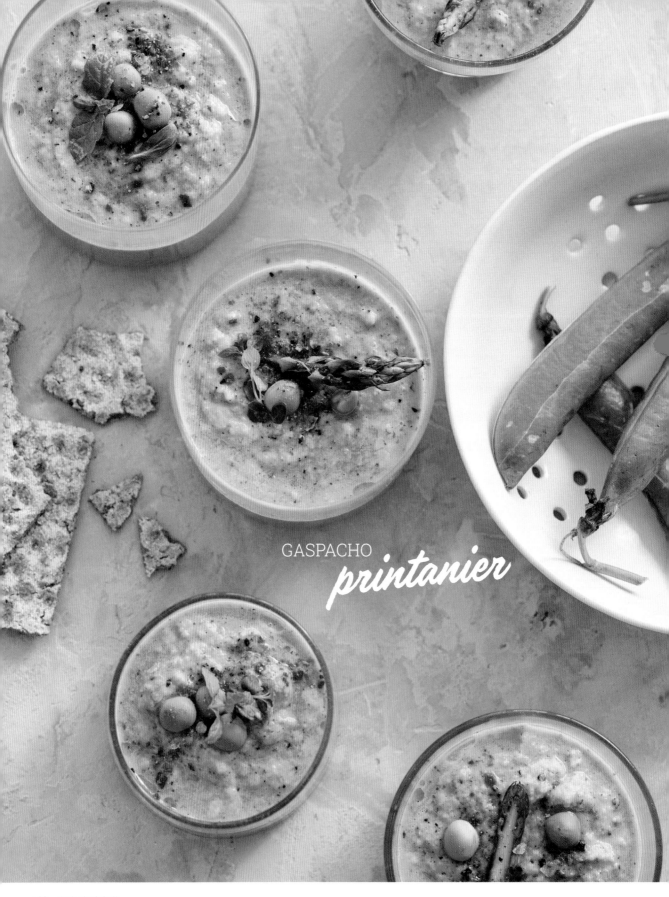

GASPACHO *printanier*

## 9-3 ·前菜·

# 春日冷湯

如果你的冷湯太稀，可以加入一些麵包屑一起攪打以增加稠度，使用生蘆筍和生豌豆仁可保留所有維生素，為健康加分。

〔份量〕
4人份

〔準備時間〕
20分鐘

食材 ///

- 200克生豌豆仁或熟豌豆仁
- 6根生綠蘆筍或熟綠蘆筍
- 2顆鮮採洋蔥
- ½條黃瓜
- 50克西洋芹（隨意）
- 1份優格
- 1片蒜瓣
- 50毫升紅酒醋
- 50毫升橄欖油
- 8片薄荷葉
- 鹽
- 艾斯佩雷辣椒

作法 ///

1　保留少許豌豆仁、蘆筍和薄荷葉供擺盤之用。

2　所有食材放入食物調理機。高速攪拌。

3　冷湯倒入小碗，以預留的豌豆仁和蘆筍裝飾。

4　點綴少許薄荷葉和艾斯佩雷辣椒。

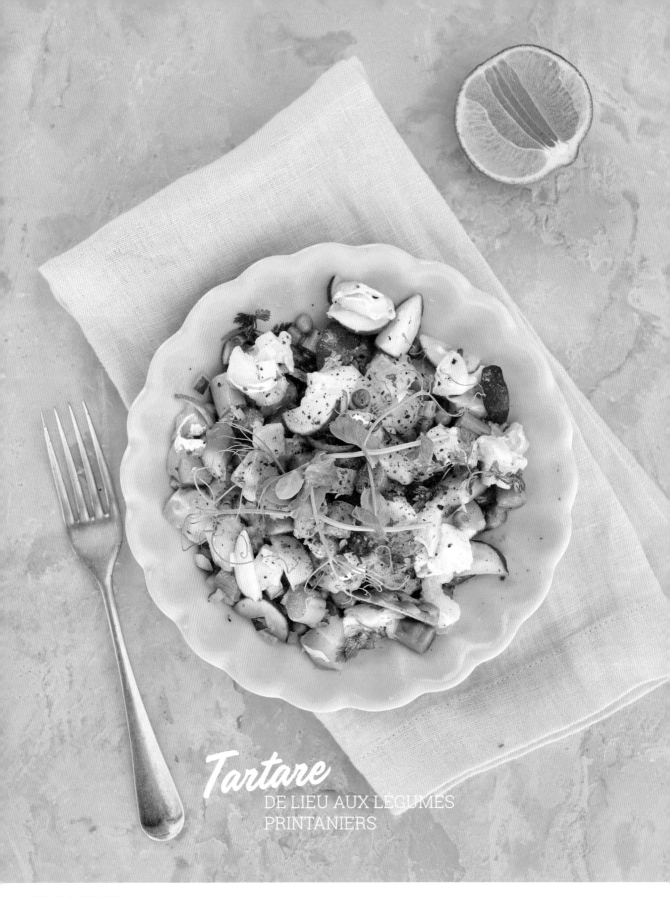

## _Tartare_
### DE LIEU AUX LÉGUMES PRINTANIERS

# 春蔬青鱈
# 生魚塔塔

新鮮白肉魚最好經過冷凍處理，避免魚
肉中殘留寄生蟲，導致感染風險。生薑
富含抗氧化物，如果喜歡薑的味道可以
磨上一點。

〔份量〕
4人份

〔準備時間〕
10分鐘

〔烹調時間〕
5分鐘

## 食材

- 300克青鱈魚肉
- 8根綠蘆筍
- 100克豌豆仁
- 1顆小型紫洋蔥
- 8顆櫻桃蘿蔔
- 50毫升橄欖油
- 2顆青檸檬
- ¼把細葉香芹
- 鹽
- 艾斯佩雷辣椒

## 作法 ///

1. 綠蘆筍削皮，放入沸水煮1分鐘。立刻浸入冷水中降溫，切成1公分小段。

2. 豌豆仁放入滾沸鹽水中煮1分鐘，立刻撈起放入冷水中降溫。

3. 紫洋蔥切成極細碎末。

4. 魚肉切成1公分小丁，放入沙拉碗。

5. 加進蘆筍、豌豆仁和切成四等份的櫻桃蘿蔔。

6. 加入橄欖油、1顆青檸檬皮屑、兩顆份檸檬汁，然後調味。

7. 加入切成粗末的細葉香芹，輕輕翻拌所有食材。

# 蔬食西班牙燉飯

如果手邊沒有適合製作完美西班牙燉飯
的理想米種，可以使用印度香米代替，
但必須在烹調之前先用冷水洗米數次。
加入薑黃可以加深米飯的黃色，同時攝
取有益健康的抗氧化物。

〔份量〕
4人份

〔準備時間〕
25分鐘

〔烹調時間〕
35分鐘

## 食材

- 350克瓦倫西亞或彭巴圓米
- 1顆洋蔥
- 1顆茴香
- 1顆紅椒
- 100毫升橄欖油
- 1支百里香
- 1支西洋芹
- 1克番紅花
- 4片蒜瓣
- 100毫升不甜白酒
- 100克新鮮或罐頭番茄丁
- 1公升蔬菜高湯
- 200克豌豆仁
- 8根綠蘆筍
- 1顆份黃檸檬汁
- 平葉巴西利
- 鹽
- 艾斯佩雷辣椒

## 作法 ///

1 清洗茴香和甜椒。洋蔥、茴香和甜椒切成薄片。

2 在橄欖油中加入整支百里香，將這些蔬菜以中火翻炒10分鐘。

3 加入米、切成1公分小段的西洋芹、番紅花與切片蒜頭。翻炒5分鐘。

4 加入白酒融解鍋底殘渣，煮到酒精蒸發。

5 加入番茄丁和高湯。

6 蓋上鍋蓋煮10來分鐘。

7 10分鐘後加入豌豆仁與蘆筍，再煮10分鐘。

8 鐵鍋飯煮熟後，撒上平葉巴西利，擠上檸檬汁。立刻品嘗。

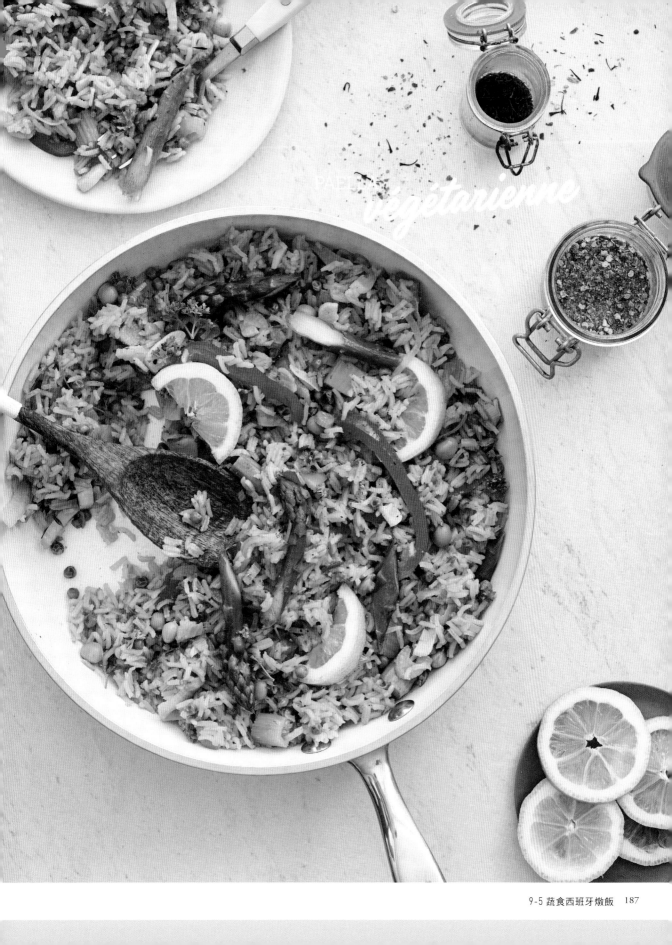

PAELLA *végétarienne*

## 9-6 ·主菜·

# 咖哩烤花椰菜

香料的好處數之不盡，可以大膽加入料理中！咖哩具有強大的抗氧化功效並含有維生素E。

〔份量〕

4人份

〔準備時間〕

10分鐘

〔烹調時間〕

40分鐘

食材 ///

* 1顆漂亮的花椰菜
* 粗海鹽
* 50毫升橄欖油
* 1大匙咖哩粉
* 香烤芝麻子

**優格醬**
* 2份優格
* 1顆份青檸檬汁
* 鹽和現磨胡椒粉
* 1小匙咖哩粉
* 1大匙切碎香草

作法 ///

1　以180℃預熱烤箱。

2　在水中加進粗鹽煮滾。

3　切除花椰菜蒂頭，整顆放入滾水中煮10分鐘。取出花椰菜，小心瀝乾水分。

4　放到烤盤上。

5　混合橄欖油和咖哩粉，然後用刷子或手塗抹在花椰菜上。

6　放入烤箱烘烤30分鐘。

7　在烤花椰菜的同時，所有沾醬食材以打蛋器攪拌均勻。

8　從烤箱取出花椰菜，撒上烤香的芝麻子。

9　搭配優格醬品嘗烤花椰菜。

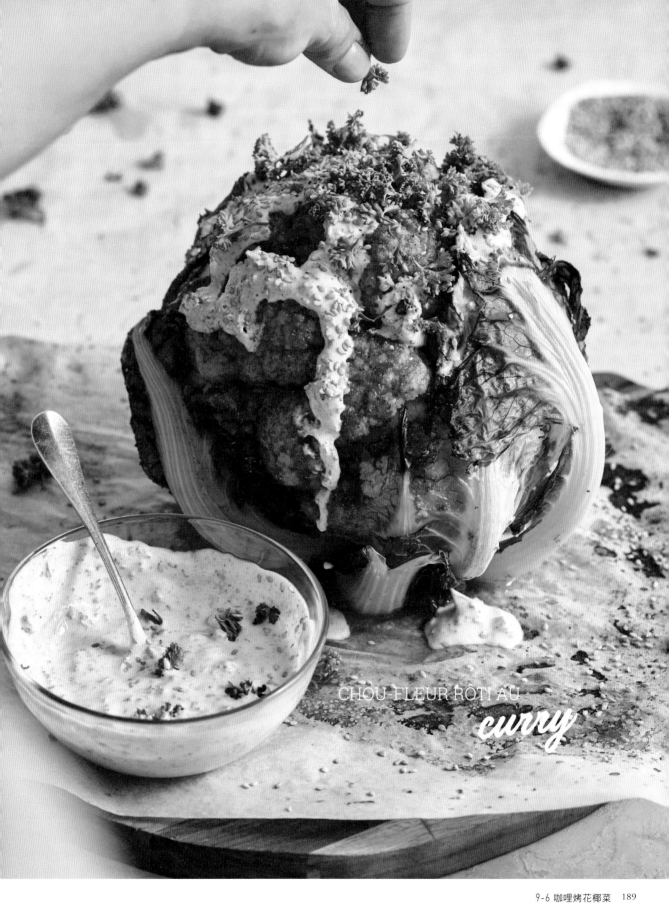

CHOU-FLEUR RÔTI AU
*curry*

# 串烤醃牛肉佐豌豆仁麥粉粒

如果要做成蔬食版本，將豆腐切塊，跟蔬菜一起裹上本食譜中的醃料，做成烤串。

〔份量〕
4人份

〔準備時間〕
25分鐘

〔烹調時間〕
15分鐘

## 食材 ///

* 500克牛上腰肉
* 1顆紅椒
* 1顆大洋蔥
* 30毫升橄欖油
* 鹽

**醃料**
* 50毫升橄欖油
* 1小匙薑黃粉
* 1小匙紅椒粉
* 1小匙孜然粉
* 2支百里香

**豌豆仁麥粉粒**
* 100克豌豆仁
* 250克麥粉粒
* 50毫升橄欖油
* 1支薄荷
* 1顆青檸檬
* 鹽

## 作法 ///

1. 甜椒和洋蔥切成3公分塊狀。

2. 放入平底鍋，加入少許鹽，以橄欖油炒5分鐘。盛出蔬菜放涼。

3. 牛肉切成3公分小塊。穿插串入肉塊與蔬菜，製作烤串。在烤串上撒鹽。

4. 使用橄欖油、香料和百里香製作醃料。烤串浸入醃料，立刻炙烤。

5. 烹調麥粉粒：豌豆仁放入滾沸鹽水中煮熟，撈出冷卻。

6. 在沙拉碗中放入麥粉粒，淋上橄欖油並撒上少許鹽。加入煮熟的豌豆仁。倒入熱水直到水位高出麥粉粒2公分，在沙拉碗上覆蓋一塊乾淨餐巾。

7. 靜置5分鐘後，放入微波爐加熱2分鐘，讓麥粉粒保持熱度。

8. 麥粉粒上桌前，撒上切碎薄荷並滴上青檸檬汁。

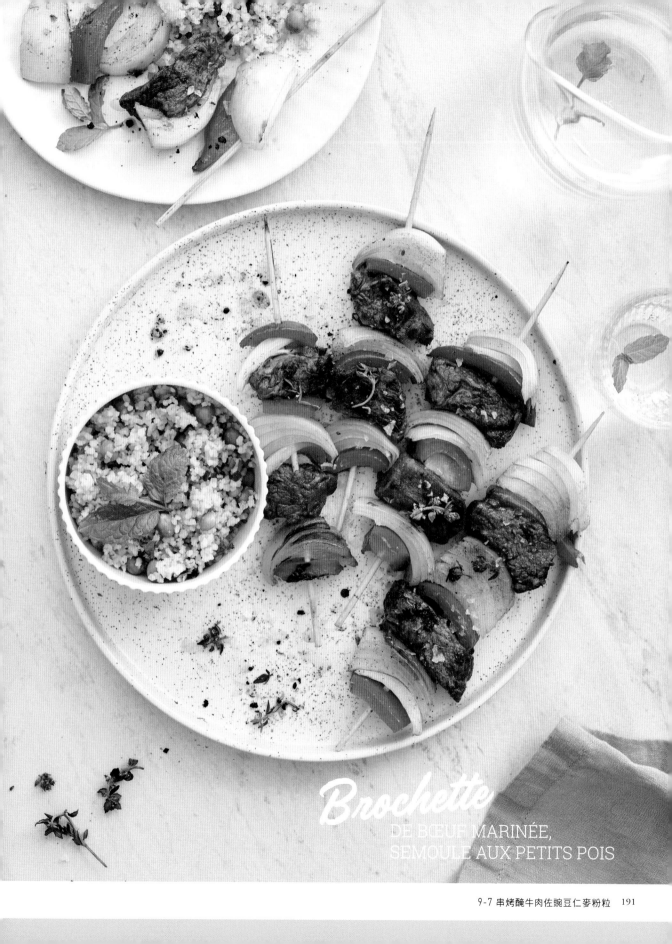

*Brochette*
DE BŒUF MARINÉE,
SEMOULE AUX PETITS POIS

# 孜然焗烤鮮採胡蘿蔔

胡蘿蔔和小茴香賦予這道料理豐富的胡蘿蔔素。這種抗氧化物有助保護心血管抵禦相關疾病。若要端出營養更完整的餐點，可以採用全穀麥或麥粉粒搭配這道菜色。

〔份量〕
4人份

〔準備時間〕
10分鐘

〔烹調時間〕
15分鐘

**食材**

* 2把鮮採胡蘿蔔
* 50毫升橄欖油
* 2顆柳橙
* 200毫升法式酸奶油
* 1小匙茴香子
* 100克陳年米莫萊特乳酪

**作法 ///**

1 鮮採胡蘿蔔削皮。

2 以橄欖油翻炒胡蘿蔔，並加入柳橙汁一起烹煮，慢慢蜜漬胡蘿蔔。調味。

3 使用橄欖油塗抹焗烤盤，放入煮熟的胡蘿蔔，讓它們一條一條緊挨彼此。

4 澆上法式酸奶油。

5 撒上小茴香子與米莫萊特乳酪屑。

6 放入烤箱，以180°C焗烤20分鐘。

7 上桌前撒上少許柳橙皮屑。

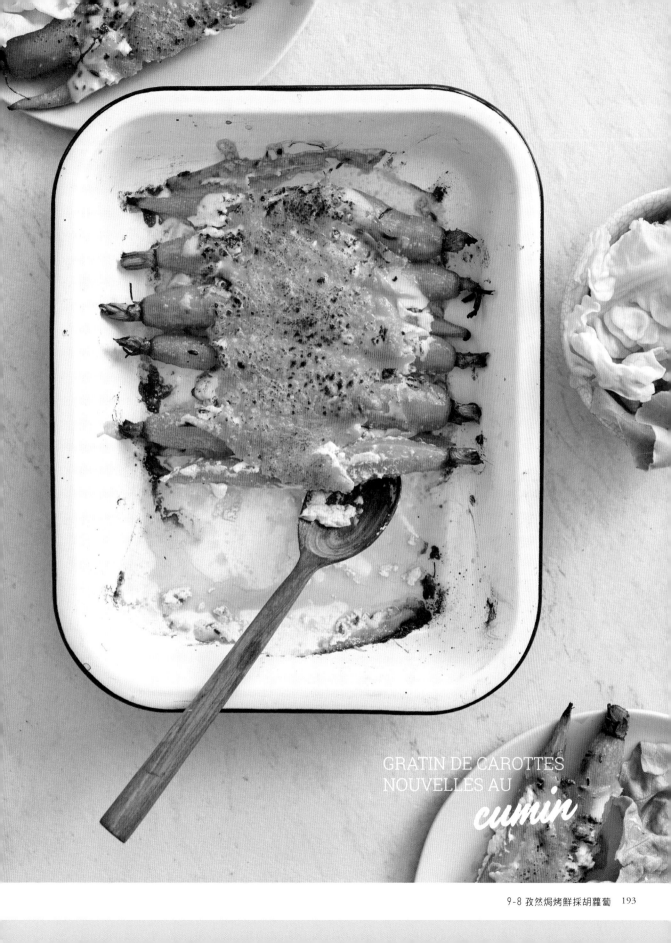

GRATIN DE CAROTTES
NOUVELLES AU
*cumin*

# 綠蘆筍馬鈴薯馬賽湯

如果沒有番紅花，可以放一些薑黃和食用色素到西班牙海鮮飯中。這道馬賽湯可以搭配魚片一起食用，讓餐點營養更加完整，如果想做成蔬食版本就採用豆類（鷹嘴豆、珊瑚扁豆等）。

〔份量〕
4人份

〔準備時間〕
20分鐘

〔烹調時間〕
45分鐘

**食材**

* 1顆大洋蔥
* 50毫升橄欖油
* 1支百里香
* 6片蒜瓣
* 1到2克番紅花
* 600克粉質馬鈴薯
* 1顆茴香
* 1杯不甜白酒
* 1公升雞高湯或蔬菜高湯
* 1顆份柳橙皮屑
* 1把綠蘆筍
* 鹽
* 艾斯佩雷辣椒

**作法**

1 洋蔥切片，在橄欖油中與整支百里香一起輕柔拌炒10分鐘。

2 加入切成薄片的蒜頭與番紅花。

3 加入切成2公分丁狀的馬鈴薯，以及切成薄片的茴香。調味。

4 以白酒融化鍋底汁渣，煮到湯汁收乾一半。注入高湯，加入柳橙皮屑。

5 蓋上鍋蓋，煮20分鐘。

6 加入切成兩段的蘆筍，蓋上鍋蓋，再煮10分鐘。調味。

7 立刻上菜。

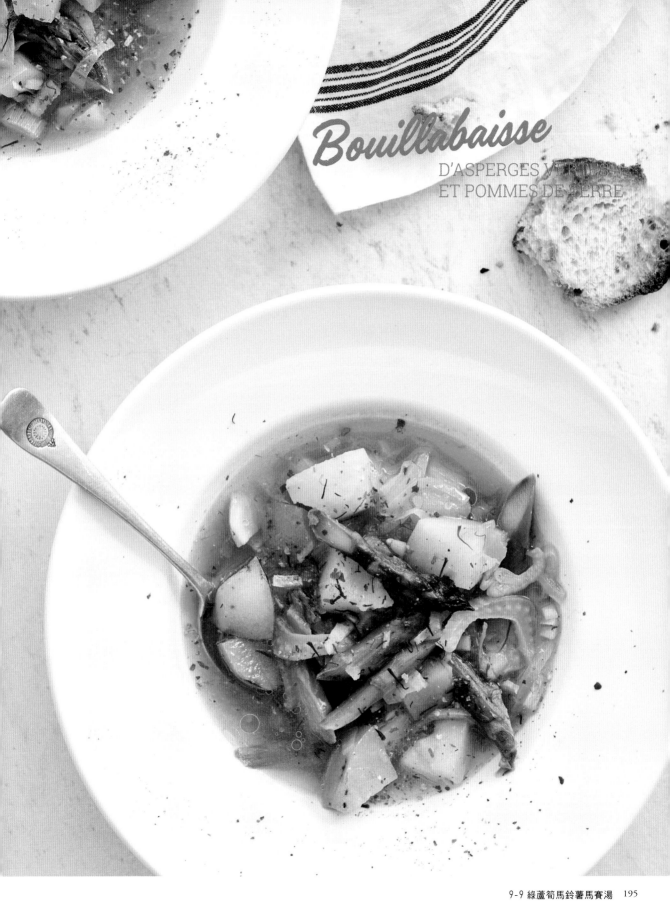

# Bouillabaisse
## D'ASPERGES VERTES
## ET POMMES DE TERRE

9-10 ·主菜·

# 蘆筍羊肚菌
# 雞肉燉鍋

加入全穀物（印度香米、布格麥、斯佩耳特小麥等）讓菜色營養更均衡。如果要製作蔬食版本，以全穀物和一份豆類（乾豌豆、鷹嘴豆、扁豆等）取代雞肉。

〔份量〕
4人份

〔準備時間〕
20分鐘

〔烹調時間〕
1小時

食材 ///

* 4根雞腿
* 50毫升橄欖油
* 1顆大洋蔥
* 2根鮮採胡蘿蔔
* 4片蒜瓣
* 1支迷迭香
* 1支百里香
* 1杯甜白酒
* 100毫升雞高湯
* 600克白蘆筍
* 150克新鮮羊肚菌
* 1大匙平葉巴西利
* 鹽
* 艾斯佩雷辣椒

作法 ///

1　雞腿切成兩塊，撒上鹽巴。

2　在燉鍋中放入橄欖油，放入雞腿煎10分鐘使其上色。

3　放入切片洋蔥、切成1公分塊狀的胡蘿蔔、帶皮蒜瓣、迷迭香和百里香。

4　加入白酒融化鍋底汁渣，然後注入高湯。蓋上燉鍋鍋蓋，以小火燉煮30分鐘。

5　與此同時，削除白蘆筍硬皮並切成5公分塊狀。

6　蘆筍和羊肚菌放入燉鍋，調味。蓋上鍋蓋再煮15分鐘。撒上切碎的平葉巴西利後立刻上桌。

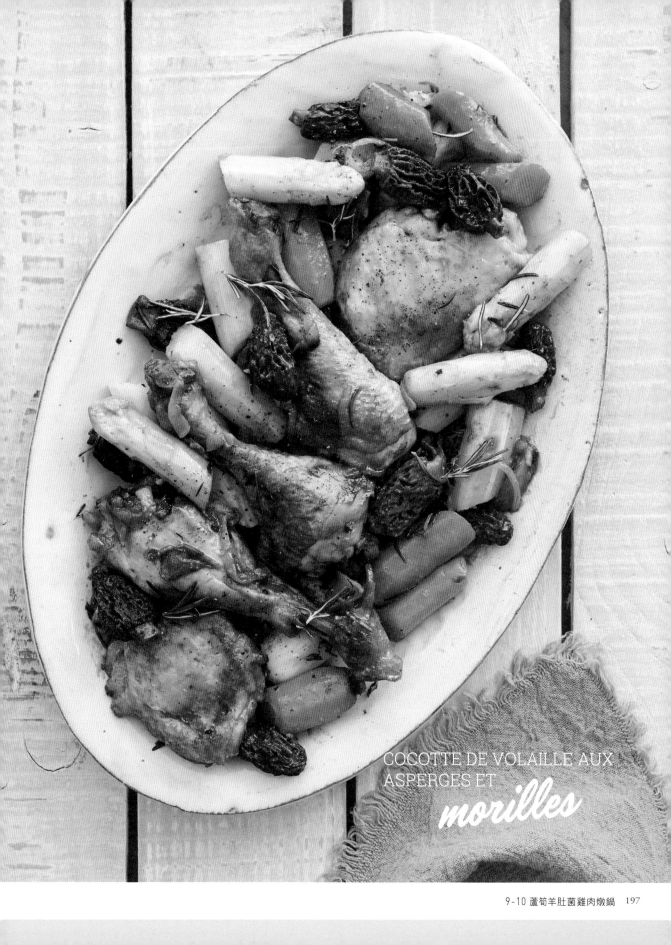

COCOTTE DE VOLAILLE AUX
ASPERGES ET
*morilles*

## 🦋 9-11 · 主菜 ·
# 印式扁豆糊

除了富含鐵質、植物性蛋白質與纖維素
之外,扁豆更具有低升糖指數,是應該
經常在飲食中攝取的全方位營養食物。

〔份量〕
4人份

〔準備時間〕
15分鐘

〔烹調時間〕
25分鐘

食材 ⫶
* 1顆大洋蔥
* 50毫升橄欖油
* 6片蒜瓣
* 40克生薑
* 1小匙薑黃粉
* 1小匙小茴香子
* 1小匙香菜粉
* 300克珊瑚扁豆
* 100克番茄丁
* 1/2顆份青檸檬汁
* 2大匙新鮮芫荽

作法 ///

1 洋蔥切碎,放入橄欖油中以中火翻炒5分鐘。

2 加入切碎的薑蒜。再加入薑黃、孜然與香菜粉。
小火拌炒2分鐘。

3 放入扁豆和番茄丁,注水淹過所有食材。

4 湯汁煮滾後再煮10分鐘。

5 加鹽為印式豆泥糊調味,品嘗時擠上檸檬汁並撒
上香菜末。

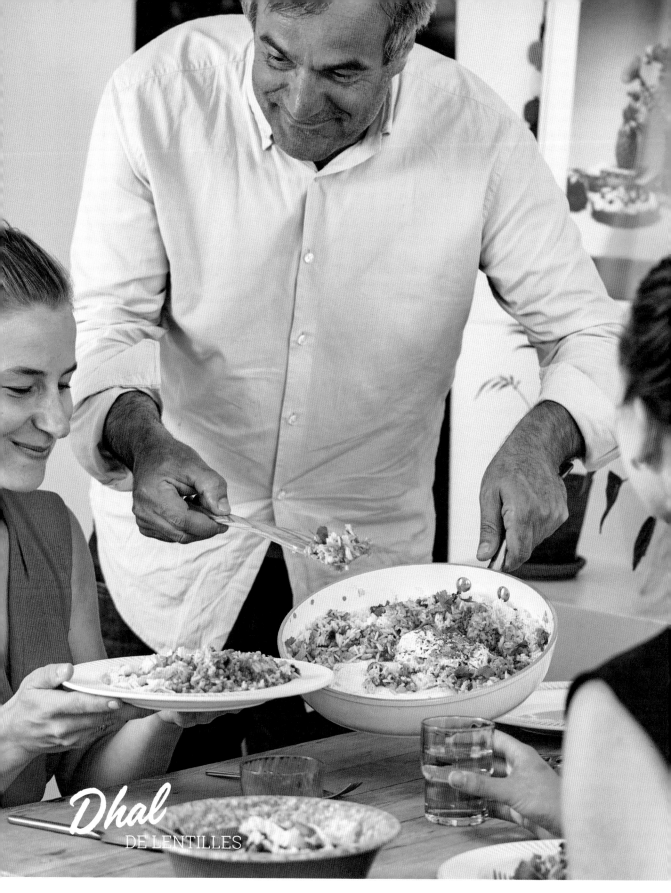

# Dhal
## DE LENTILLES

# 帕瑪森乳酪焗烤節瓜馬鈴薯泥

製作美味的檸檬橄欖油醋醬青蔬沙拉，作為這道焗烤馬鈴薯泥的配菜。如果還想吃得更健康，在焗烤馬鈴薯泥上菜前，撒上香烤什錦種子。

〔份量〕
4人份

〔準備時間〕
20分鐘

〔烹調時間〕
45分鐘

**食材**

* 800克薯泥用馬鈴薯
* 300毫升牛奶
* 現磨肉豆蔻粉
* 600克節瓜
* 1顆洋蔥
* 100毫升橄欖油
* 8片蒜瓣
* 12片薄荷葉
* 100克帕瑪森乳酪屑
* 100克麵包粉
* 鹽
* 艾斯佩雷辣椒

**作法 ///**

1. 馬鈴薯削皮後切成丁狀，放入滾沸的鹽水中煮熟。

2. 瀝乾水分後壓碎。拌入熱牛奶和一撮肉豆蔻粉、鹽及艾斯佩雷辣椒。完成田園風馬鈴薯泥。

3. 節瓜切丁，放入深鍋中與切碎的洋蔥一起翻炒10分鐘直到上色。離火後加入蒜末和切碎的新鮮薄荷。

4. 混拌馬鈴薯泥和節瓜，確認調味。

5. 全部倒入焗烤盤中，抹平表面。

6. 撒上帕瑪森乳酪和麵包粉，放入烤箱以180°C焗烤約30分鐘。

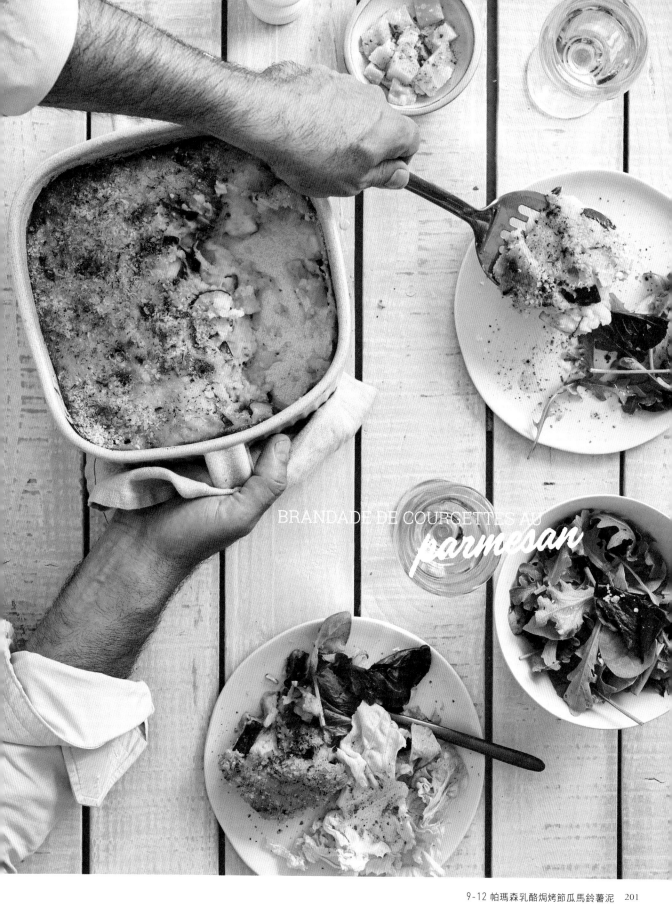

BRANDADE DE COURGETTES AU
*parmesan*

# 香煎鴨胸佐櫻桃與鮮採馬鈴薯

如果將這道食譜的鴨胸換成豆類（魚子醬扁豆、綠扁豆和紅腎豆等），同樣是一道營養均衡又非常美味的料理！可以採用青蔬沙拉或四季豆作為這道料理的配菜，攝取充足的纖維素。

 〔份量〕4人份

 〔準備時間〕15分鐘

 〔烹調時間〕15分鐘

**食材**

* 2片鴨胸
* 鹽
* 300克櫻桃
* 1小匙蜂蜜
* 1大匙芫荽子
* 50毫升紅酒醋

**鮮採馬鈴薯**
* 800克鮮採馬鈴薯
* 4顆鮮採洋蔥
* 1整顆蒜頭
* 1支迷迭香

**作法 ///**

1 在鴨胸上撒鹽，鴨皮朝下放入冷鍋。

2 以極小火加熱平底鍋，讓油脂融化，越慢越好。慢慢撇除油脂。

3 在燉鍋中加熱鴨油，放入切成3公分塊狀的帶皮馬鈴薯，炒到上色。

4 加入鮮採洋蔥、帶皮蒜瓣以及整支迷迭香，蓋上鍋蓋，以中火煮約20分鐘。

5 加熱平底鍋，鴨胸皮煎到金黃，然後倒出平底鍋的多餘油脂。鴨胸翻面，以大火煎鴨肉面2分鐘直到上色。

6 鴨胸移到烤架上靜置。在平底鍋中放入整顆櫻桃、蜂蜜和搗碎的芫荽子，以大火煮到上色，再倒入醋融化鍋底汁渣。濃縮櫻桃醬汁，淋在鴨胸上。

7 盛裝鮮採馬鈴薯，跟鴨胸一起上菜。

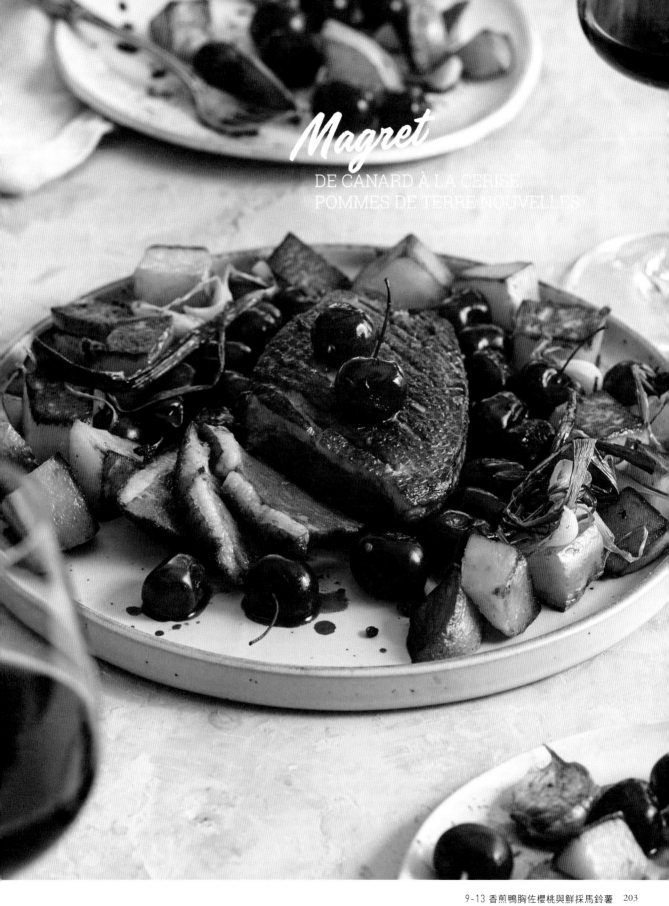

*Magret*

DE CANARD À LA CERISE,
POMMES DE TERRE NOUVELLES

# 無鬚鱈佐鮮貝春蔬

無鬚鱈之類的白肉魚雖然有點過油,但能提供蛋白質、眾多維生素以及碘等微量元素,而碘是製造甲狀腺素不可或缺的要件。

〔份量〕
4人份

〔準備時間〕
20分鐘

〔烹調時間〕
20分鐘

## 食材 ///

* 4塊或4片無鬚鱈
* 2顆蛋
* 8根綠蘆筍
* 100克生豌豆仁
* 50毫升橄欖油
* 8片蒜瓣
* ¼把平葉巴西利
* 250克貝類
* 1杯不甜白酒
* 鹽
* 艾斯佩雷辣椒

## 作法 ///

1 蛋放入微滾的水中煮6分鐘,做成溏心蛋。小心剝除蛋殼。

2 蘆筍洗淨並削去硬皮。剝出豌豆仁。蘆筍切成5公分小段。

3 蘆筍放入滾水中煮2分鐘,豌豆仁煮1分鐘。蔬菜放入冷水降溫,阻止它們繼續熟化。

4 燉鍋中加入橄欖油,放入先前已抹鹽的無鬚鱈魚片,快速煎到上色。

5 小心從燉鍋取出魚片,加入蒜末。蒜末炒到稍微焦黃,注意不要讓它變得焦黑。加入切碎的平葉巴西利,翻炒幾秒鐘。

6 再度放入無鬚鱈魚片、綠蘆筍和豌豆仁。加入貝類、白酒和艾斯佩雷辣椒。

7 蓋上燉鍋的鍋蓋,以中火續煮7分鐘。貝類的殼打開即代表煮熟。

8 溏心蛋切成兩半,放到剛才準備好的料理上。撒上平葉巴西利,立刻品嘗。

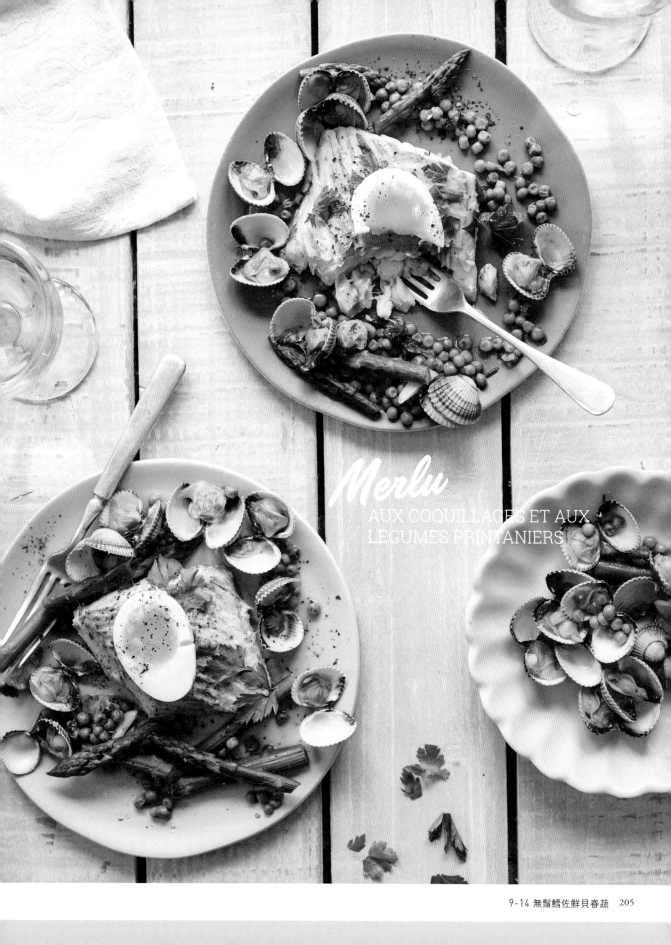

*Merlu*
AUX COQUILLAGES ET AUX
LÉGUMES PRINTANIERS

# 康堤乳酪貝夏美白醬焗烤韭蔥與藜麥

藜麥是富含營養的食物，擁有良好均衡的氨基酸。

〔份量〕
4人份

〔準備時間〕
20分鐘

〔烹調時間〕
45分鐘

## 食材

- 1.2公斤新韭蔥
- 200克藜麥
- 200克康堤乳酪
- 粗海鹽

### 貝夏美白醬
- 30克奶油
- 30克麵粉
- ½公升牛奶
- 1/2小匙薑黃粉
- 1撮肉豆蔻粉

## 作法 ///

1　韭蔥放入滾沸的鹽水中烹煮。瀝去水分並切成5公分蔥段。

2　根據包裝上的指示，藜麥放入滾沸的鹽水中煮熟。瀝乾水分。

3　製備貝夏美白醬：在深鍋中放入奶油，以小火融化。加入麵粉，一邊攪拌一邊續煮5分鐘。加入牛奶、薑黃與一小撮肉豆蔻粉，以打蛋器邊煮邊攪拌，煮到微滾。

4　在焗烤盤中放上藜麥，然後鋪上瀝乾水分並壓實的韭蔥。

5　澆上一層貝夏美白醬，撒上康堤乳酪屑。

6　放入烤箱以180°C焗烤20到25分鐘。

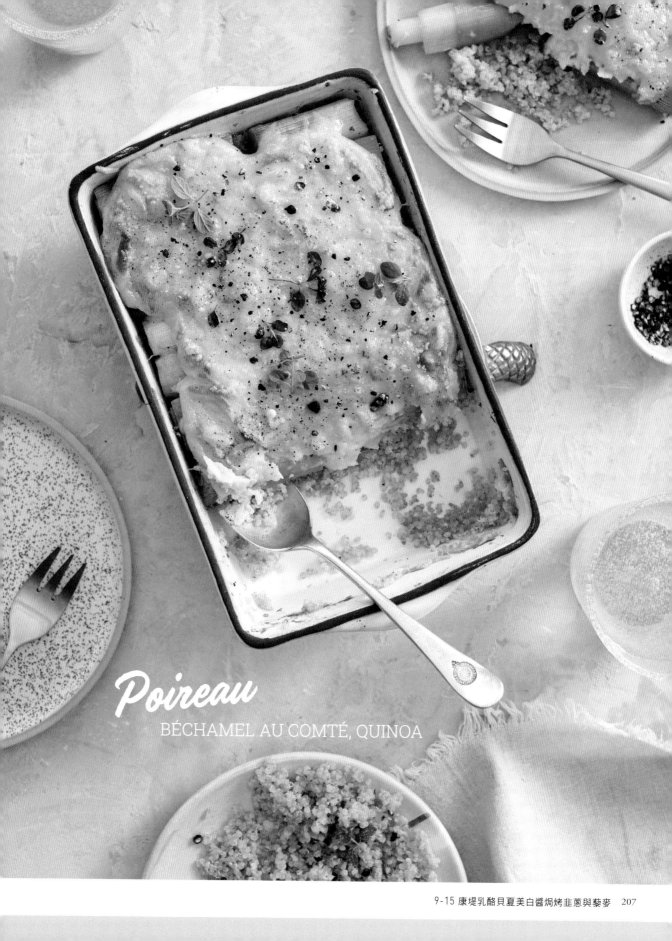

## Poireau
BÉCHAMEL AU COMTÉ, QUINOA

## 9-16 ·主菜·

# 湯煨萵苣佐斯佩耳特小麥
# 與農家臘肉

斯佩耳特小麥是對健康有益的優質穀
物，含有鎂、鈣、蛋白質、磷和抗氧化
物，而且美味可口。

〔份量〕
4人份

〔準備時間〕
20分鐘

〔烹調時間〕
35分鐘

### 食材

* 1顆萵苣
* 200克斯佩耳特小麥
* 1顆洋蔥
* 50毫升橄欖油
* 100克煙燻臘肉
* 1支百里香
* 4片蒜瓣
* 1杯不甜白酒
* 1公升蔬菜高湯或雞高湯
* 鹽
* 艾斯佩雷辣椒

### 作法 ///

1. 準備萵苣，剝下菜葉洗淨。

2. 保留清脆菜心。剝下的菜葉以雪紡切（chiffonnade，菜葉切割成小條帶狀）的手法切成細絲。

3. 斯佩耳特小麥放入滾沸的鹽水中烹煮10分鐘。瀝乾水分。

4. 洋蔥切碎，以橄欖油炒香。加入煙燻臘肉、整支百里香和帶皮蒜瓣。倒入白酒融化鍋底汁渣，煮到酒精蒸發。

5. 加入切成細絲的萵苣葉和事先煮好的斯佩耳特小麥，翻炒5分鐘。

6. 分批加入高湯，等斯佩耳特小麥把前一批湯汁吸乾後，才倒入下一批。調味。

7. 斯佩耳特小麥煮好後，加入清脆萵苣菜葉，立刻品嘗。

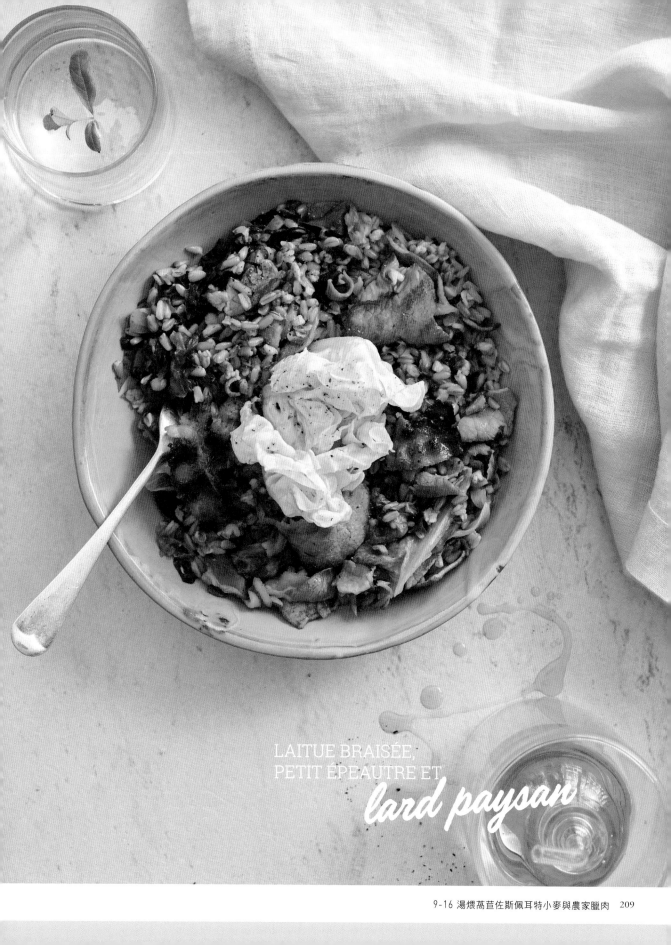

LAITUE BRAISÉE,
PETIT ÉPEAUTRE ET
*lard paysan*

# 希臘式朝鮮薊筆管麵

朝鮮薊以其有益肝臟和利尿的功效著稱。

〔份量〕
4人份

〔準備時間〕
15分鐘

〔烹調時間〕
30分鐘

## 食材

* 320克筆管麵
* 粗海鹽
* ¼把細香蔥
* 幾片巴斯克綿羊乳酪刨屑

**配菜**

* 8顆新鮮朝鮮薊
* 1顆洋蔥
* 50毫升橄欖油
* 1支迷迭香
* 1大匙芫荽子
* 4片蒜瓣
* 1杯不甜白酒
* 鹽
* 艾斯佩雷辣椒

## 作法 ///

1 小朝鮮薊削皮處理後切成兩半。

2 洋蔥切成細丁，放入深鍋中與橄欖油和整支迷迭香一起以中火翻炒5分鐘。放入朝鮮薊、粗略壓碎的芫荽子和切成薄片的蒜頭，繼續翻炒5分鐘。調味後加入白酒融化鍋底汁渣。蓋上鍋蓋，燉煮10分鐘。

3 根據包裝上的指示，筆管麵放入滾沸的鹽水中煮熟。留下少許煮麵水，瀝乾筆管麵。

4 筆管麵和煮麵水加入剛才煮朝鮮薊的深鍋，完成這道非常熟軟的義大利麵。撒上細香蔥和綿羊乳酪刨屑。

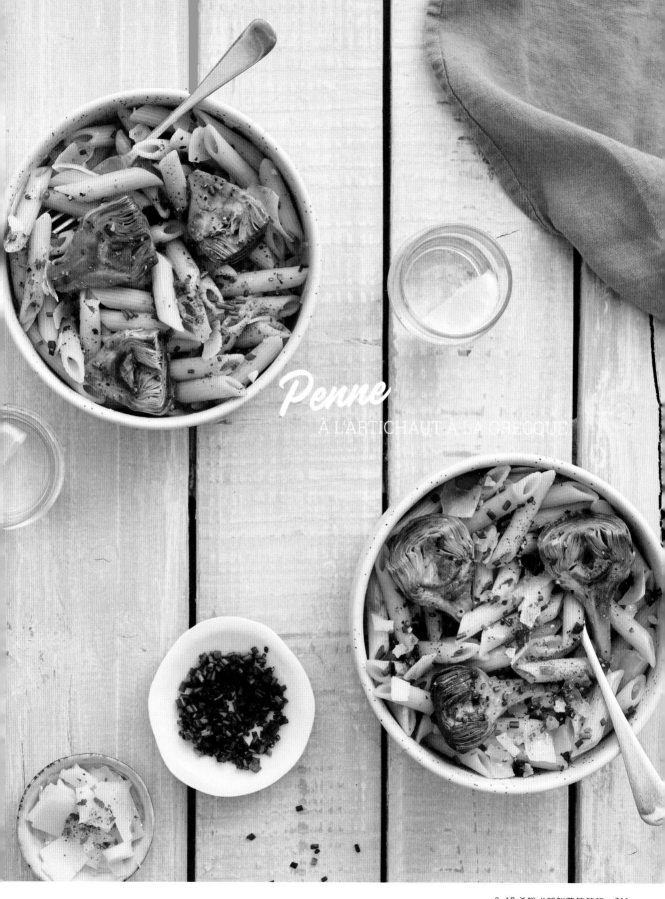

*Penne*
À L'ARTICHAUT À LA GRECQUE

# 越南三明治

豬肉換成香煎醃豆腐，即可製作蔬食版
三明治。若要降低升糖指數，可以採用
全麥麵包。

〔份量〕
4人份

〔準備時間〕
10分鐘

〔烹調時間〕
20分鐘

## 食材

* 1塊豬腰內肉
* 4條做三明治用的法國麵包
* ½把芫荽
* ½條黃瓜

**胡蘿蔔泡菜**

* 1根胡蘿蔔
* 1大匙紅糖
* 50毫升白醋

**醃料**

* 2大匙醬油
* 2大匙蜂蜜
* 1大匙焙煎芝麻油
* 1顆份青檸檬汁
* 鹽
* 艾斯佩雷辣椒

## 作法 ///

1　製作泡菜：胡蘿蔔削皮銼絲。放入碗中，加進糖和白醋。送進冰箱醃製數小時。

2　使用醬油、蜂蜜、焙煎芝麻油、鹽和艾斯佩雷辣椒混合而成的醬料，醃漬豬腰內肉數小時。

3　豬腰內肉放入180°C烤箱烘烤約20分鐘。

4　黃瓜切半，去芯去子，切成薄片。

5　趁豬腰內肉溫熱時切片，放在切半的麵包上。

6　加上胡蘿蔔泡菜、黃瓜和連莖切碎的芫荽。

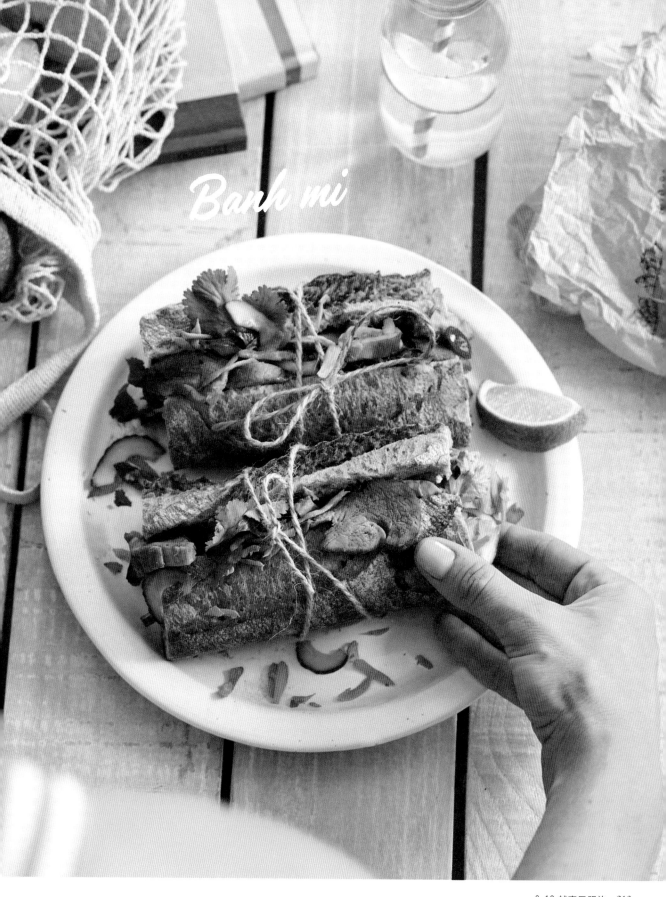

*Banh mi*

# 馬鈴薯鑲春蔬

使用個人喜愛的當季蔬菜,隨心所欲製作鑲料。以蛋白質搭配這道鑲馬鈴薯,成就完美均衡的一餐,如:蛋、鮭魚、鮪魚或什錦豆類和穀麥。

〔份量〕
4人份

〔準備時間〕
25分鐘

〔烹調時間〕
1小時

## 食材

* 4顆薯泥用帶皮大馬鈴薯
* 粗海鹽

**鑲料**
* 1顆洋蔥
* 50毫升橄欖油
* 250克菠菜
* 250克綠茶菜
* 40克油漬番茄乾
* 12顆超優質黑橄欖
* ¼顆鹽醃檸檬
* 帕瑪森乳酪屑
* 鹽
* 艾斯佩雷辣椒

## 作法 ///

1 水中加入粗鹽,放入馬鈴薯煮約30分鐘。用刀尖戳探,確認熟度。

2 以180°C預熱烤箱。

3 切碎洋蔥,放入橄欖油以小火翻炒10分鐘。加進菠菜葉,以及用雪紡切手法切絲的綠茶菜。調味後加入油漬番茄乾。烹煮10分鐘後,加入橄欖和鹽醃檸檬。

4 挖空馬鈴薯,取出的果肉與剛才的蔬菜混合。

5 在馬鈴薯中鑲入餡料。

6 撒上帕瑪森乳酪,馬鈴薯送進烤箱焗烤。

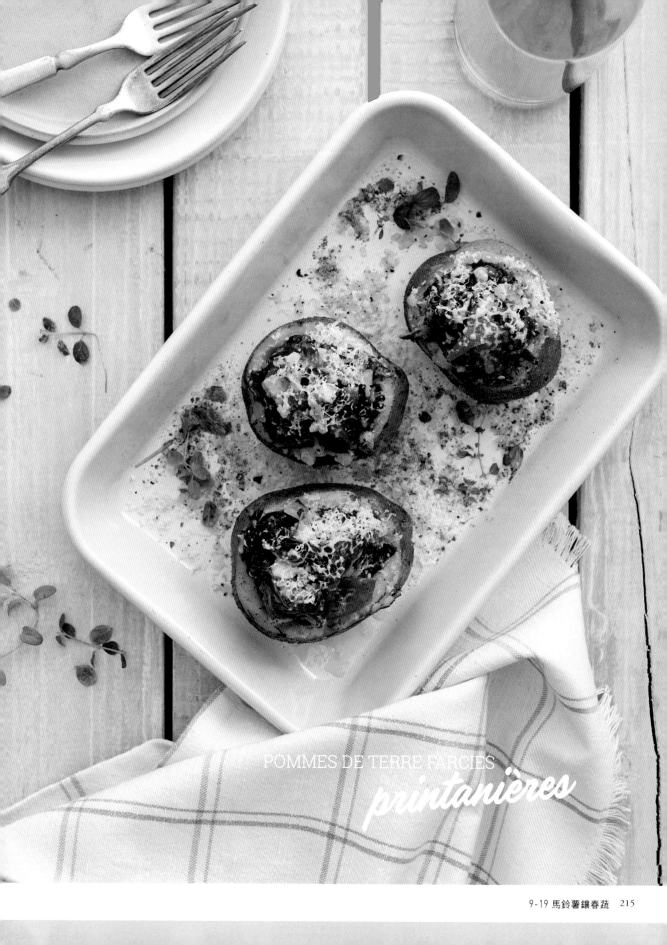

POMMES DE TERRE FARCIES
*printanières*

## 9-20 ·主菜·

# 咖哩蔬菜
# 香脆炒米

使用個人喜愛的當季蔬菜，隨心意製作
這道料理。也可以加入切成小塊的歐姆
蛋，或是切成薄片的泰式香茅香腸。

〔份量〕
4人份

〔準備時間〕
20分鐘

〔烹調時間〕
25分鐘

**食材**

* 250克印度香米
* 4顆鮮採洋蔥
* 100克白菜
* 1支西洋芹
* 12顆櫻桃蘿蔔
* 50毫升橄欖油
* 1公分生薑
* 4片蒜瓣
* 1大匙咖哩粉或咖哩塊
* 1根香茅莖
* 50毫升焙煎芝麻油
* 1顆份青檸檬汁
* ½把芫荽
* 鹽
* 艾斯佩雷辣椒

**作法 ///**

1 洗米數次，洗掉大部分澱粉。根據包裝上的指示煮米，然後用冷水沖洗降溫。

2 切碎所有蔬菜。

3 取一個平底鍋，加熱油、薑末和蒜末、咖哩與搗碎的香茅。蔬菜炒1分鐘後倒出備用。

4 用油將米炒到上色並煎到香脆。

5 加入蔬菜。

6 最後淋上少許焙煎芝麻油，擠上幾滴青檸檬汁，撒上香菜末。

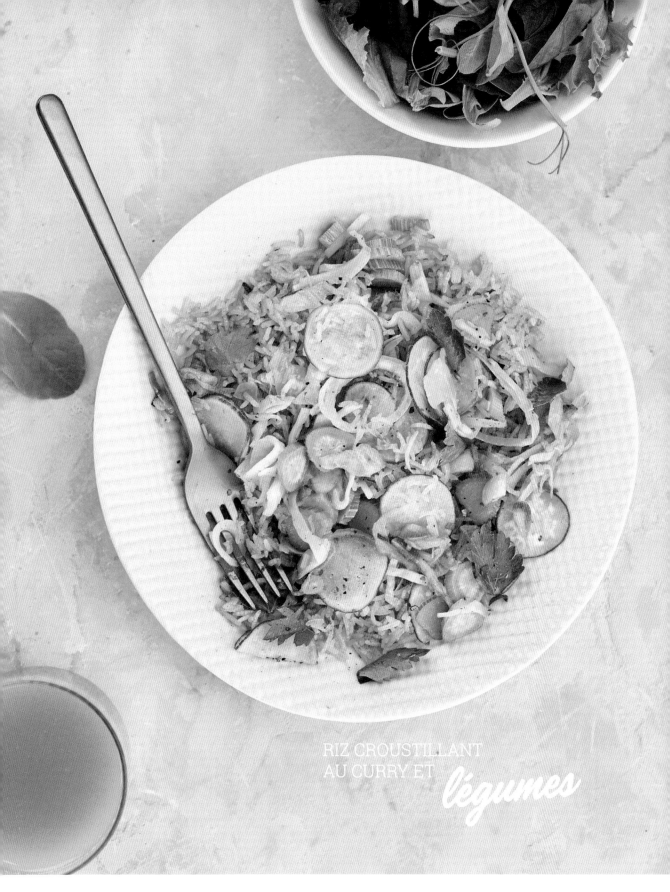

RIZ CROUSTILLANT
AU CURRY ET *légumes*

## 9-21 ·主菜·
# 花椰菜
# 貓耳朵麵

這道料理能夠增強免疫系統，背後功臣正是花椰菜富含的維生素A和K、鐵質與鈣質，以及具備強大抗氧化與抗發炎功效的薑！

〔份量〕 4人份　〔準備時間〕 15分鐘　〔烹調時間〕 20分鐘

**食材**

* 350克貓耳朵麵
* 粗海鹽
* 300克花椰菜
* 100毫升橄欖油
* 4顆小型鮮採洋蔥
* 1大匙芫荽子
* 4片蒜瓣
* 20克薑粉
* 1大匙醬油
* 1顆份青檸檬汁
* 100毫升液態鮮奶油
* 鹽
* 艾斯佩雷辣椒

**作法 ///**

1 在水中加入粗鹽滾沸，供稍後煮貓耳朵麵用。

2 花椰菜切成2公分塊狀。

3 在平底鍋中加熱橄欖油，放進花椰菜的花球，以及切半的鮮採洋蔥。以大火炒到上色。

4 調味後加入搗碎的芫荽子、切成薄片的大蒜與薑末。倒入醬油和青檸檬汁融化鍋底汁渣。

5 根據包裝上的指示煮貓耳朵麵，保留少許煮麵水。

6 煮熟的麵放入剛才炒花椰菜的平底鍋，加入液態鮮奶油與少許煮麵水。

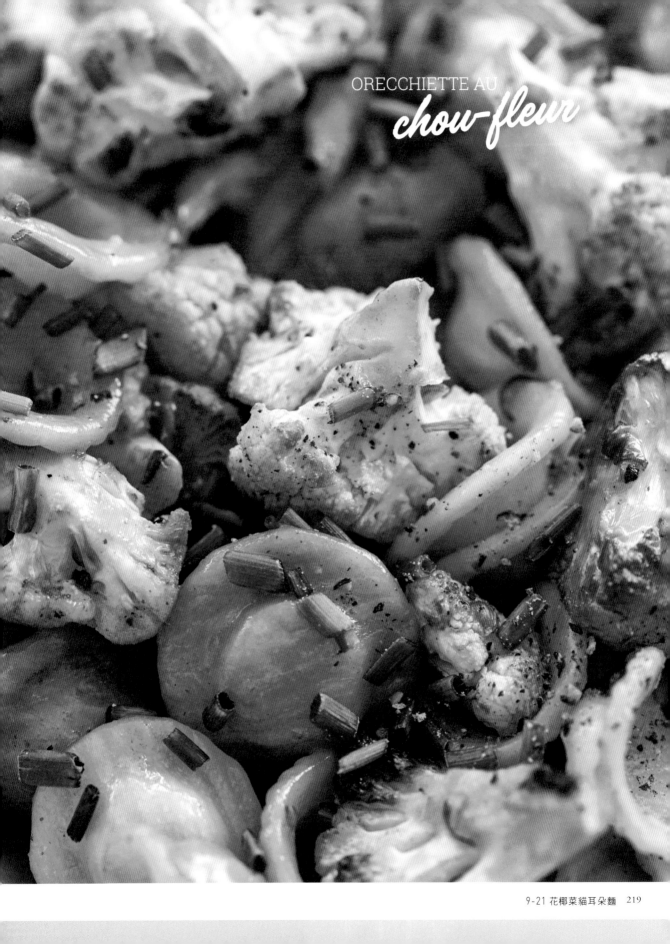

ORECCHIETTE AU
*chou-fleur*

9-22 ·主菜·

# 柳橙與鮮採胡蘿蔔燉小牛膝

如果要製作蔬食版本，請用白腎豆取代小牛膝。這種作法也可以降低整道料理的升糖指數。

 〔份量〕
4人份

 〔準備時間〕
20分鐘

 〔烹調時間〕
1小時

**食材**

- 4塊小牛膝（小牛腱肉）
- 50毫升橄欖油
- 8顆鮮採洋蔥
- 1大匙芫荽子
- 800克鮮採胡蘿蔔
- 200克新馬鈴薯
- 4片蒜瓣
- 100毫升雞高湯
- 4顆有機血橙
- ¼把新鮮芫荽
- 鹽
- 艾斯佩雷辣椒

**作法** ///

1 在小牛膝上撒鹽。

2 取一個深鍋加入橄欖油，放進小牛膝，以中火煎10分鐘直到上色。

3 加入鮮採馬鈴薯和搗碎的芫荽子。

4 繼續燉煮5分鐘。

5 加入胡蘿蔔、鮮採馬鈴薯和完整蒜瓣。倒入高湯，加進2顆份血橙皮和4顆份血橙汁。

6 調味後蓋上鍋蓋，燉煮1小時。

7 上桌前撒上少許芫荽末。

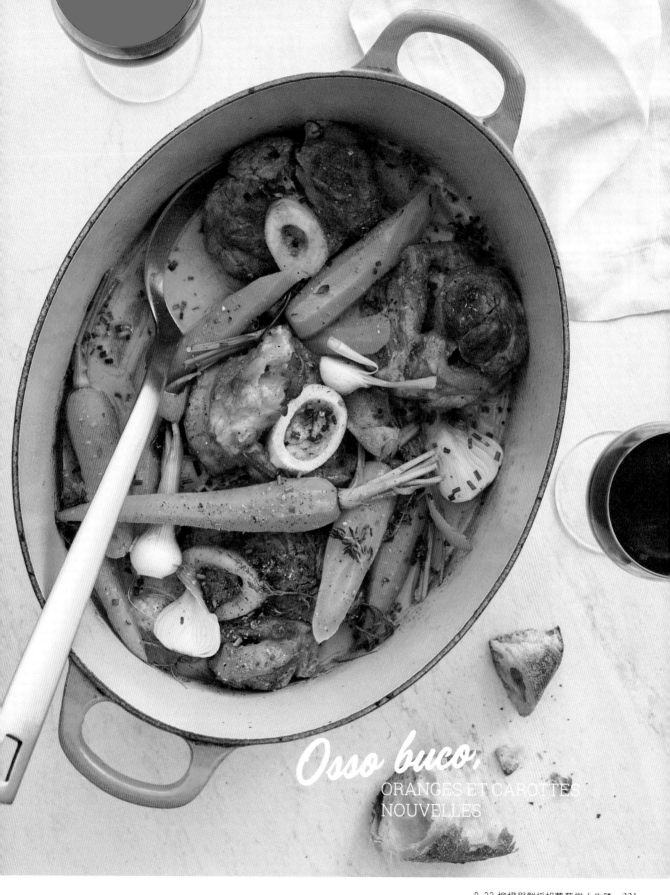

*Osso buco,*
ORANGES ET CAROTTES
NOUVELLES

# 法式豌豆仁

以紅米、全胚芽米或藜麥作為配菜，撒上迷迭香、鼠尾草和奧勒岡等新鮮香草，讓這道料理更加完美。

〔份量〕
4人份

〔準備時間〕
20分鐘

〔烹調時間〕
30分鐘

食材 ///
* 500克新鮮或冷凍豌豆仁
* 4顆鮮採洋蔥
* 1根鮮採胡蘿蔔
* 6片萵苣葉
* 50毫升橄欖油
* 100克醃燻培根
* 2片蒜瓣
* 1支百里香
* 2顆鮮採蕪菁
* 鹽
* 現磨胡椒

作法 ///

1　蔬菜洗淨削皮。

2　鮮採洋蔥切成四等份，胡蘿蔔切成圓薄片。

3　萵苣葉切成粗絲。

4　在深鍋中加入橄欖油與洋蔥，以小火拌炒5分鐘。

5　加入培根、胡蘿蔔片、萵苣、蒜、百里香與鮮採蕪菁。以中火翻炒5分鐘。

6　加入豌豆仁，注水蓋過所有食材。加鹽調味，蓋上鍋蓋，以小火煨煮10分鐘。

7　撒上現磨胡椒，立刻品嘗。

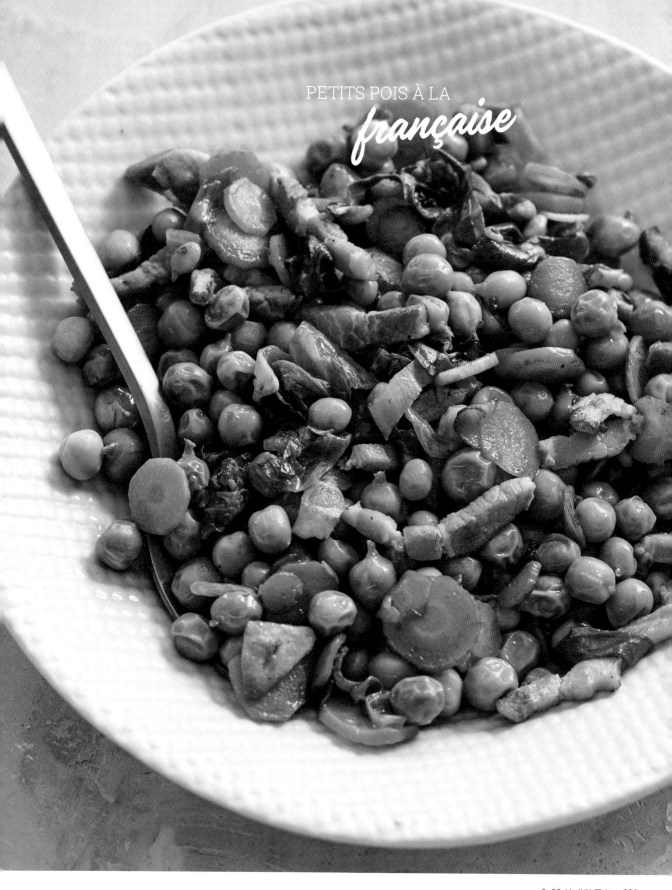

PETITS POIS À LA
*française*

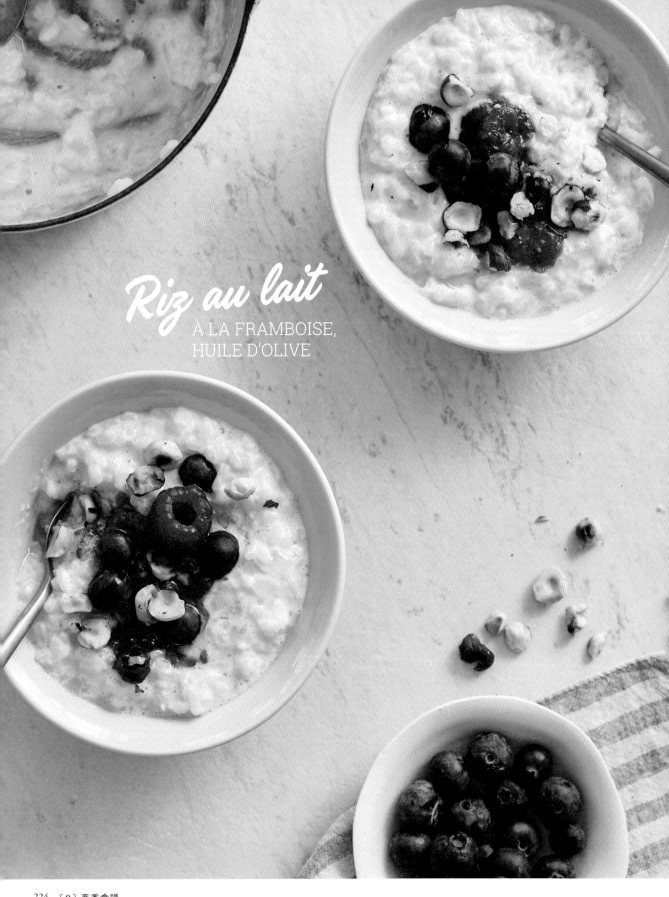

# Riz au lait
## À LA FRAMBOISE, HUILE D'OLIVE

# 牛奶燉飯
# 佐覆盆子與橄欖油

覆盆子的熱量極低，卻蘊含多種抗氧化
物，可有效預防心血管疾病和癌症。

〔份量〕
4人份

〔準備時間〕
15分鐘

〔烹調時間〕
45分鐘

食材

**牛奶燉飯**

- 1公升牛奶
- 1顆份檸檬皮屑和1顆份柳橙皮屑
- 170克圓米
- 80克紅糖
- 鹽

**配料**

- 1盒覆盆子
- 幾滴橄欖油
- 幾片馬鞭草葉

作法 ///

1 深鍋中加熱牛奶與柑橘類水果的皮屑。

2 煮到微滾後加入米，不時攪拌，以小火燉煮。蓋上鍋蓋，以免牛奶蒸發太多。

3 30分鐘後，加入糖和一小撮鹽，繼續燉煮15分鐘。

4 確認牛奶燉飯煮熟後靜置冷卻。

5 上桌前放上覆盆子，滴上幾滴橄欖油。裝飾馬鞭草葉。

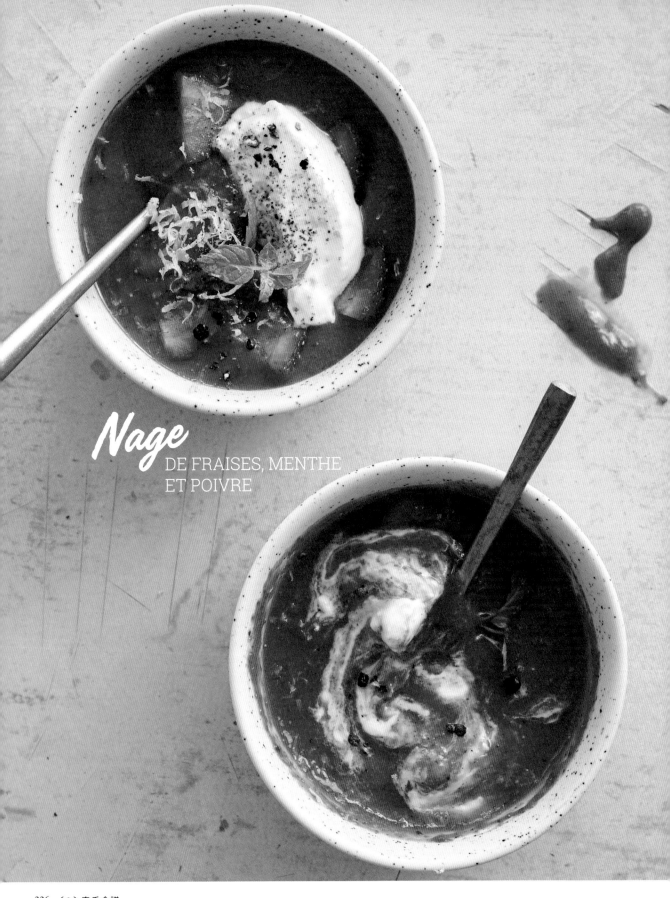

# Nage
## DE FRAISES, MENTHE ET POIVRE

# 9-25 ·甜點·

# 草莓薄荷
# 胡椒甜湯

草莓本身只含少量糖分,可讓血糖不致上升太多。草莓富含多種抗氧化物,也是良好的維生素C來源!

〔份量〕
4人份

〔準備時間〕
10分鐘

**食材 ///**

* 600克草莓
* 8片薄荷葉
* 20克紅糖
* 現磨黑胡椒
* 1顆份檸檬皮屑
* 橄欖油
* 100克白乳酪

**作法 ///**

1 草莓洗淨去蒂。取2/3的草莓切塊。

2 加入薄荷葉、糖、現磨胡椒、檸檬皮、少許橄欖油。一起以食物調理機攪拌,做成果漿。

3 剩下的草莓切塊,放入草莓果漿中。甜湯放入冰箱冷漬2小時。

4 甜湯盛入小碗,在表面放上少許白乳酪,即可上桌。

5 最後撒上檸檬皮屑、切絲薄荷和現磨胡椒。

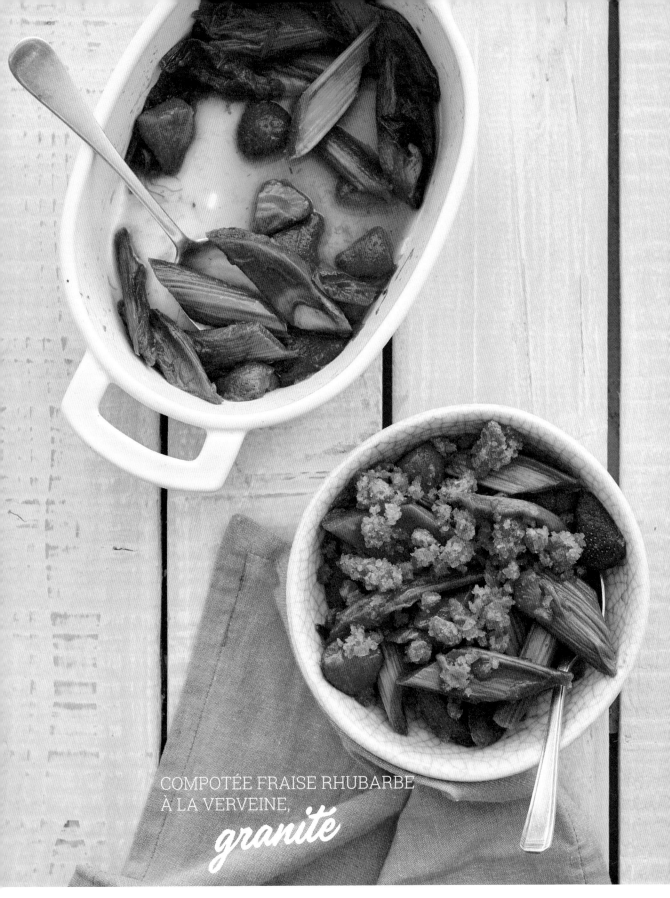

COMPOTÉE FRAISE RHUBARBE
À LA VERVEINE,
*granité*

# 馬鞭草風味
# 糖煮草莓大黃冰沙

大黃是極佳的纖維來源,有助減少腸道
吸收糖分。

〔份量〕
4人份

〔準備時間〕
15分鐘

〔烹調時間〕
10分鐘

**食材 //**

- 1公斤大黃
- 1撮鹽
- 100克紅糖
- 200克草莓
- ½把馬鞭草

**作法 ///**

1  大黃削去粗皮後切成3公分小段。

2  在大黃段撒上少許鹽,醃漬2小時以逼出水分。

3  用水沖洗大黃,與糖一起放入深鍋,以中火燉煮。

4  煮熟後關火,讓大黃不再熟化。在深鍋中加入草莓和2根整支馬鞭草。蓋上鍋蓋讓所有食材融合入味。

5  取出煮汁,放入冷凍庫製作冰沙。

6  上桌時,馬鞭草風味糖煮草莓大黃盛入盤中,放上冰沙。裝飾馬鞭草葉。

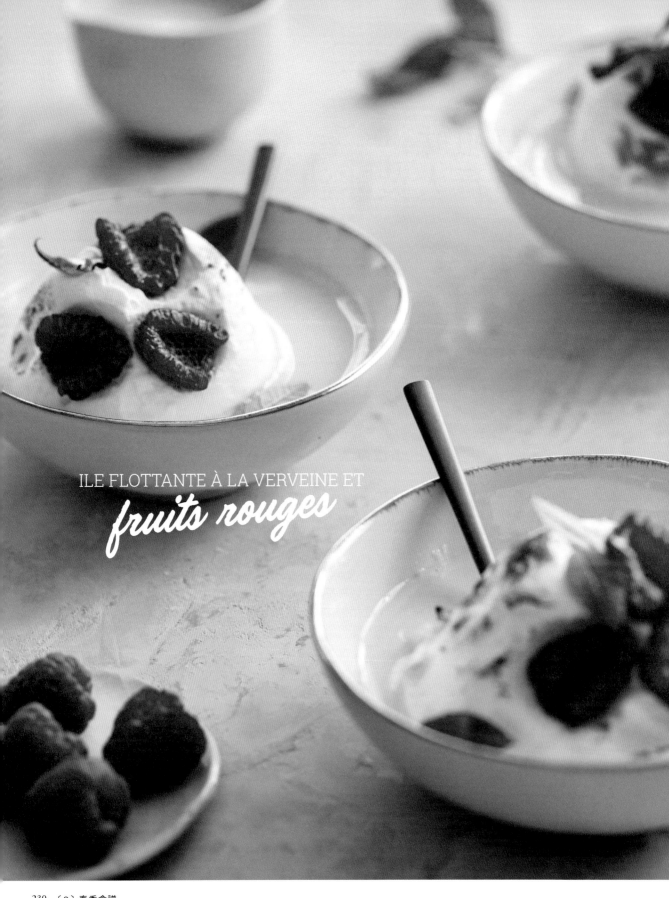

ILE FLOTTANTE À LA VERVEINE ET
*fruits rouges*

## 9-27 ·甜點·

# 馬鞭草與紅色莓果漂浮島

如果要讓這道甜點吃起來更健康，可以在上桌前，在水果配料上現磨少許薑末。也可以用烤箱製作蛋白霜。蛋白霜放入6公分厚的盤子，放入烤箱以70°C烘烤20分鐘。

〔份量〕
4人份

〔準備時間〕
10分鐘

〔烹調時間〕
10分鐘

## 食材

**馬鞭草英式蛋白醬**
- ½公升牛奶
- 30片馬鞭草葉
- 30克紅糖
- 4個蛋黃

**蛋白霜**
- 4個蛋白
- 60克糖
- 1撮鹽

**配料**
- 150克紅色莓果：草莓、覆盆子、藍莓
- 幾片馬鞭草葉

## 作法 ///

1 先製作英式蛋白醬：加熱牛奶、馬鞭草和糖。

2 加入蛋黃，以小火一邊攪拌一邊烹煮，直到完成英式蛋白醬。不取出馬鞭草葉，讓英式蛋白醬冷卻。以食物調理機或手搖磨泥器，攪打蛋白醬和葉子。

3 蛋白加入糖和一撮鹽，打到硬性發泡。打發蛋白放入抹上少許油的小碗。一次一個送進微波爐以最高瓦數加熱15到20秒，將蛋白霜煮熟。

4 待蛋白霜冷卻後，放到馬鞭草英式蛋白醬上。

5 以綜合紅色莓果和馬鞭草葉裝飾。

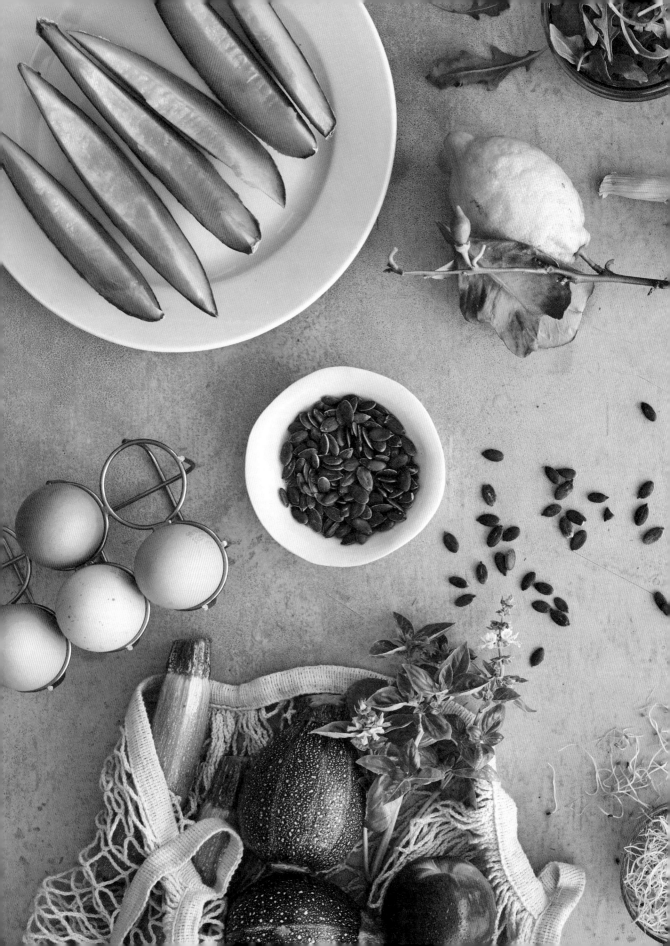

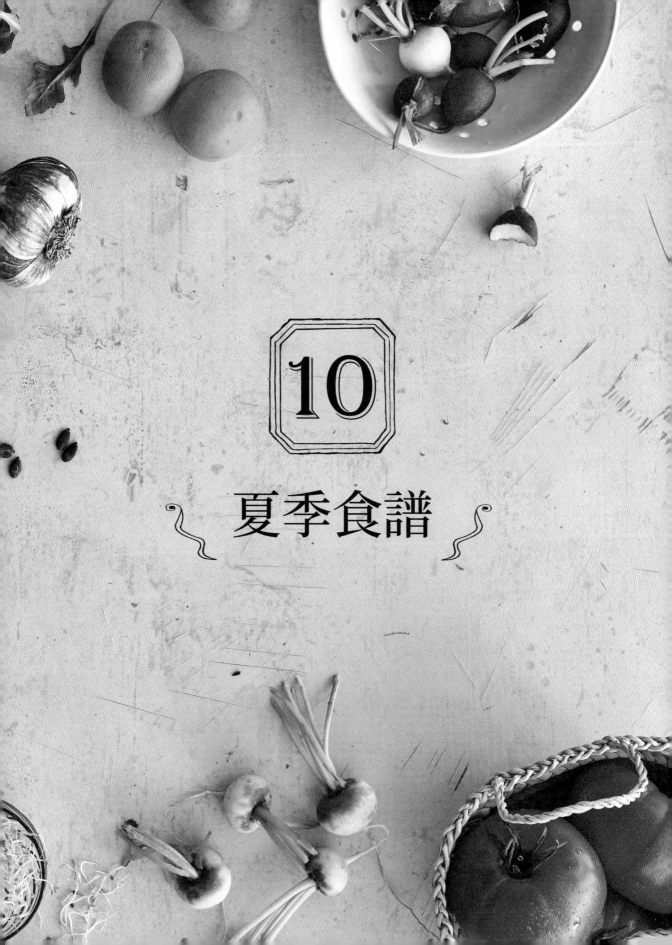

# 10

## 夏季食譜

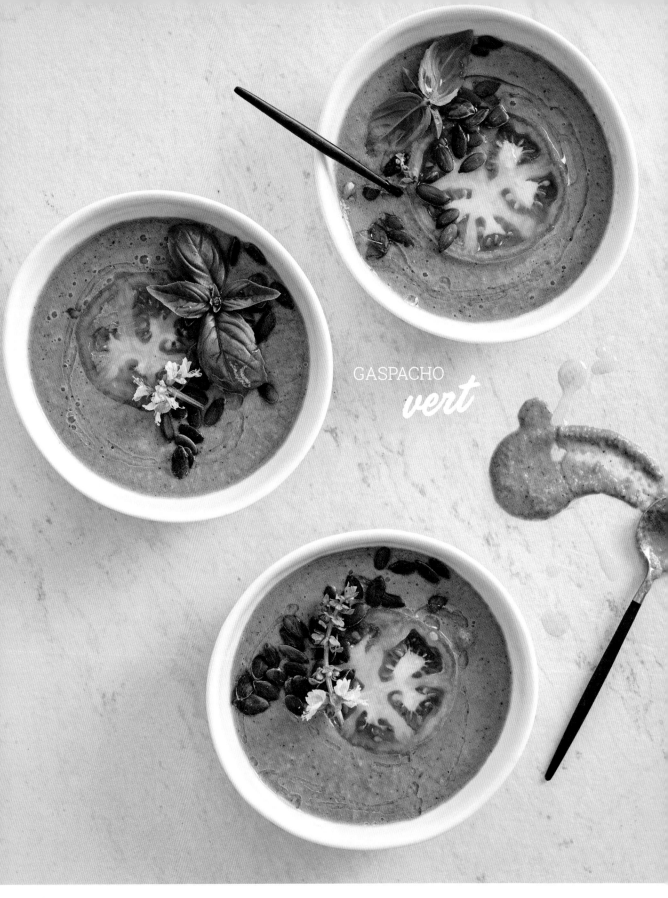

GASPACHO
*vert*

# 翠綠冷湯

各種綠色蔬菜讓這道料理富含葉綠素，
這種植物性色素具有氧化功效。

〔份量〕
4人份

〔準備時間〕
10分鐘

食材 ///

- 1根黃瓜
- 4顆鮮採洋蔥
- 1顆青椒
- 4片蒜瓣
- 50毫升蘋果酒醋
- 2顆綠番茄
- 2大匙麵包粉
- ½把羅勒
- 鹽
- 艾斯佩雷辣椒

作法 ///

1　黃瓜削皮後切丁。

2　在沙拉碗中放入黃瓜丁、切成小塊的洋蔥、切丁青椒、蒜末、醋、切成四等份的番茄，然後調味。

3　加入麵包粉，像拌沙拉那樣混拌所有食材。

4　放入冰箱數小時以浸漬入味。

5　放入食物調理機中與羅勒一起打勻。試味道後視需要調整鹹淡。若有必要請過篩。

6　立刻上菜。

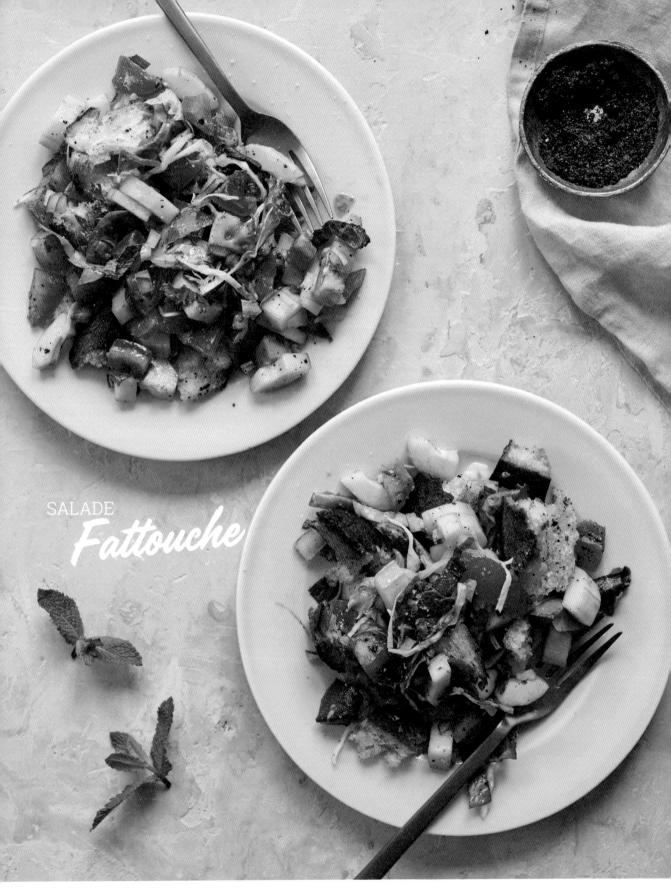

SALADE
*Fattouche*

10-2 ·前菜·

# 法杜許沙拉

如要製作更健康的沙拉並讓生食蔬果和
鹽膚木的抗氧化功效更上一層樓,可以
加入石榴子。

〔份量〕
4人份

〔準備時間〕
10分鐘

〔烹調時間〕
15分鐘

**食材///**

- 2片口袋麵包
- 2大匙鹽膚木
- ½把平葉巴西利
- 20片薄荷葉
- 300克番茄
- 2根小黃瓜
- 1顆黃檸檬
- 50毫升芥花油
- 1顆清脆萵苣
- 1顆紫洋蔥
- 鹽

**作法///**

1　在每片口袋麵包撒上鹽膚木,放入烤箱炙烤,讓麵包上色並烤得香脆。從烤箱取出後,掰成大塊。

2　平葉巴西利和薄荷切碎。番茄切成2公分小丁。

3　黃瓜削皮後切成兩半,挖出瓜芯。切成1.5公分的塊狀。

4　在沙拉碗中混合檸檬汁、鹽、芥花油和1大匙鹽膚木。加入以雪紡切手法切成2公分帶狀的萵苣、番茄丁、黃瓜和切碎洋蔥。混拌後試味。

5　在沙拉上加入剛才以鹽膚木烤過的口袋麵包丁。

6　立刻上桌,或讓沙拉浸漬30分鐘後再品嘗。

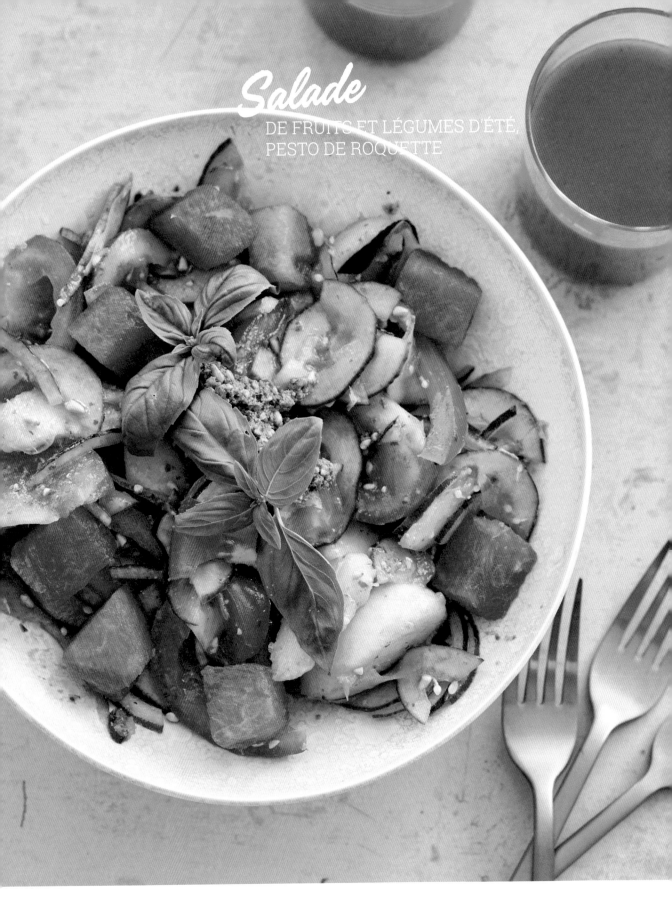

# Salade

DE FRUITS ET LÉGUMES D'ÉTÉ,
PESTO DE ROQUETTE

# 芝麻菜青醬
# 夏日蔬果沙拉

由於混合各種當季蔬菜和水果,所以這道沙拉能夠提供抗氧化功效與豐富維生素。

〔份量〕
4人份

〔準備時間〕
20分鐘

食材 ///

- 2顆水蜜桃
- 2顆露天種植番茄
- 200克西瓜
- ½條黃瓜
- 1顆紫洋蔥
- 1支羅勒
- 50毫升紅酒醋
- 50毫升芥花油
- 鹽
- 艾斯佩雷辣椒

**芝麻菜青醬**

- 50克芝麻菜
- 30克帕瑪森乳酪
- 50毫升橄欖油
- 1撮艾斯佩雷辣椒

作法 ///

1　水蜜桃去皮後切丁。

2　番茄和西瓜切成2公分小丁。半條黃瓜切成薄片。

3　混拌水果和蔬菜,放入切碎的紫洋蔥。加入羅勒、醋和芥花油。調味。

4　攪打芝麻菜、帕瑪森乳酪、橄欖油和艾斯佩雷辣椒,製作青醬。

5　在上菜前為沙拉淋上芝麻菜青醬,並放上少許完整芝麻菜葉作為裝飾。

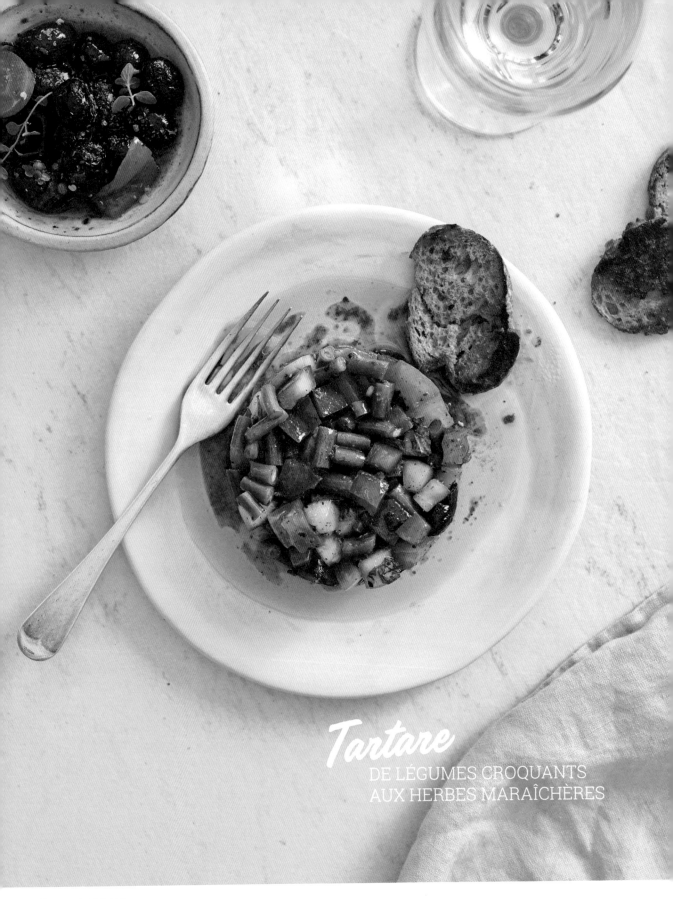

## Tartare
### DE LÉGUMES CROQUANTS
### AUX HERBES MARAÎCHÈRES

# 爽脆蔬菜與
# 小農香草塔塔沙拉

除了為料理增添風味之外，新鮮香草還
對健康大有助益：羅勒有益消化，巴西
利能夠降低身體酸化…

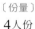

〔份量〕
4人份

〔準備時間〕
10分鐘

**食材 ///**

- 100克四季豆
- 2顆露天種植番茄
- ½條黃瓜
- 1/2顆紅椒
- 2大匙切碎黑橄欖
- 20片羅勒葉
- 1支平葉巴西利
- 1片蒜瓣
- 50毫升芥花油
- 2大匙紅酒醋
- 鹽
- 艾斯佩雷辣椒

**作法 ///**

1　四季豆去掉蒂頭，放入滾沸的鹽水中煮5分鐘。
瀝乾水分，冷卻後切成1公分小段。

2　番茄切成1公分小丁。

3　削皮後的黃瓜與紅椒切成兩半，挖出芯子。切成
1公分小丁。

4　在沙拉碗中混合各種蔬菜，加入黑橄欖、切碎的
羅勒和平葉巴西利、蒜末、芥花油與醋。調味。

5　在小圈形模中填入混拌好的蔬菜塔塔沙拉，剪碎
幾片羅勒葉作為裝飾。

# 尼斯燉菜

採用全胚芽米飯和4個水煮蛋搭配這道
燉菜，讓菜色營養更加均衡。

〔份量〕
4人份

〔準備時間〕
20分鐘

〔烹調時間〕
1小時

食材
- 300克洋蔥
- 50毫升橄欖油
- 1支百里香
- 1支迷迭香
- 1顆紅椒
- 1顆茄子
- 300克節瓜
- 300克番茄
- 4片蒜瓣
- 鹽
- 艾斯佩雷辣椒

作法 ///

1 洋蔥切成2公分小丁。

2 用橄欖油煸香洋蔥、百里香和迷迭香10分鐘。

3 加入切成2公分的甜椒丁，再炒5分鐘。調味。

4 加入切成2公分的茄子丁，繼續燉煮10分鐘。

5 放入切成2公分小丁的節瓜與番茄和蒜末。確認
調味，以中火再燉煮20分鐘。

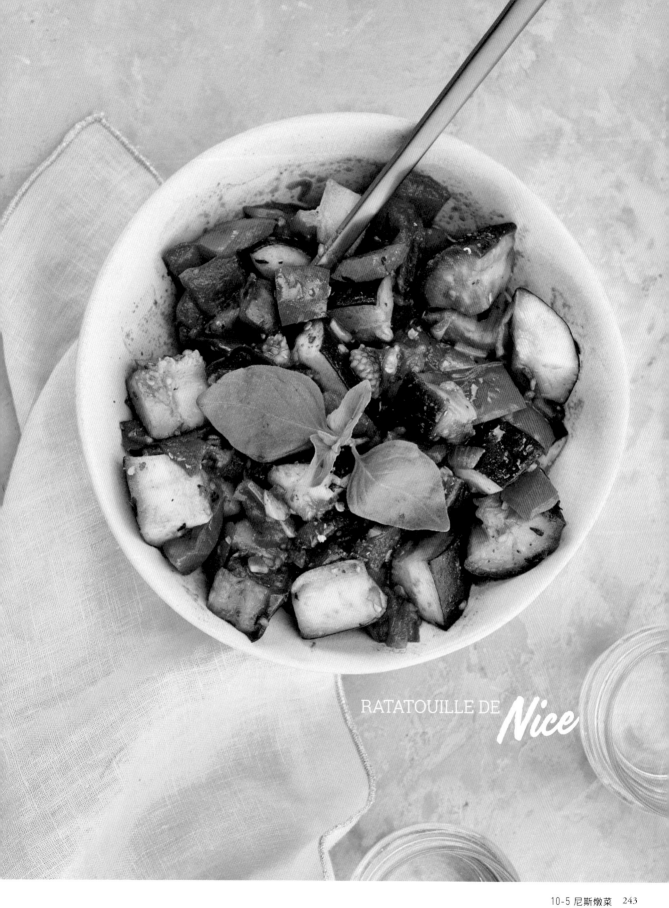

RATATOUILLE DE *Nice*

10-6 ·主菜·

# 濃香番茄義大利麵

這道料理可以搭配淋上榛果油醋醬的美味芝麻菜和烤榛果沙拉，讓營養更均衡。

〔份量〕 4人份

〔準備時間〕 15分鐘

〔烹調時間〕 40分鐘

**食材**

* 350克全麥筆管麵
* 粗海鹽
* 100克帕瑪森乳酪屑
* ½把羅勒

**烤番茄**
* 1公斤露天種植番茄
* 50毫升橄欖油
* 10片蒜瓣
* 1支百里香
* 1支迷迭香
* 1支鼠尾草
* 鹽
* 胡椒

## 作法 ///

1 以220°C預熱烤箱。

2 番茄切成大丁，放在焗烤盤中淋上橄欖油，加入帶皮蒜瓣、百里香、迷迭香及鼠尾草。

3 調味後，番茄放入烤箱烘烤20到30分鐘。

4 根據包裝上的指示，筆管麵放入滾沸的鹽水中煮熟。

5 筆管麵煮熟後瀝乾水分。留下少許煮麵水。

6 在筆管麵中放入烤番茄、帕瑪森乳酪和切碎羅勒。混拌後立刻上桌。

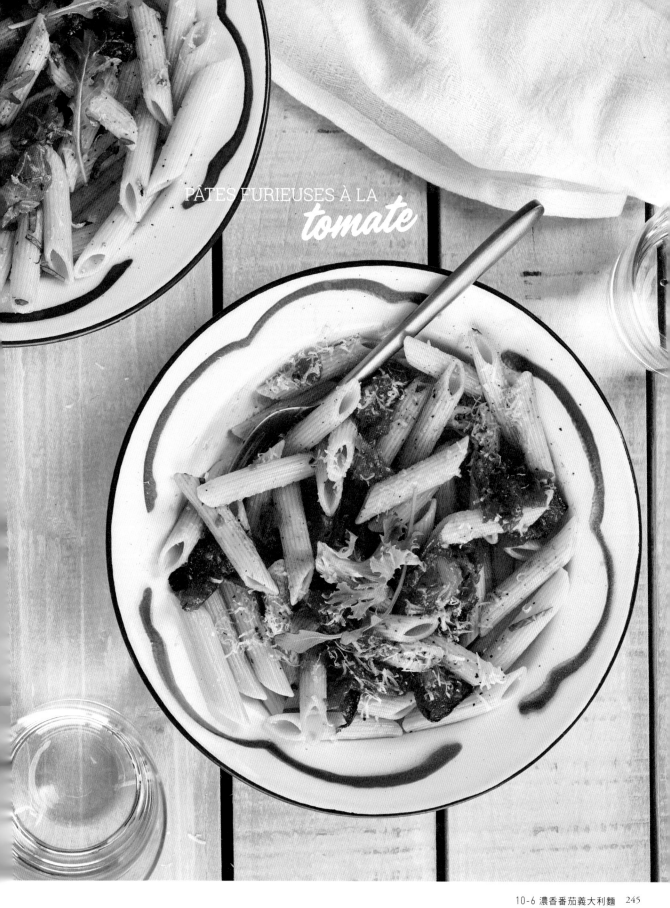

PÂTES FURIEUSES À LA
*tomate*

# 帕蒙提埃式[1] 烤番茄薯泥

這道料理可以搭配撒上蘋果丁和香烤種子的核桃油醋醬青蔬沙拉。

1 帕蒙提埃（Antoine Augustin Parmentier，1737-1813），法國藥劑師暨農學家，是食品化學和有機農業先驅，在推廣食用馬鈴薯上貢獻甚鉅。為了紀念他，法國人便將馬鈴薯為主的菜式命名為parmentier。

〔份量〕
4人份

〔準備時間〕
25分鐘

〔烹調時間〕
1小時

食材

**烤番茄**
+ 1公斤露天種植番茄
+ 50毫升橄欖油
+ 10片蒜瓣
+ 1支百里香
+ 1支迷迭香
+ 1支鼠尾草
+ 鹽
+ 胡椒

**茴香馬鈴薯泥**
+ 1公斤馬鈴薯
+ 1顆茴香
+ 200毫升牛奶
+ 50毫升橄欖油
+ 100克艾曼塔乳酪屑

作法 ///

1 以220°C預熱烤箱。

2 番茄切成大丁，放在焗烤盤中淋上橄欖油，加入帶皮蒜瓣、百里香、迷迭香及鼠尾草。

3 調味後，番茄放入烤箱烘烤20到30分鐘。

4 馬鈴薯削皮，與茴香一起切成大塊，放入滾沸的鹽水中煮約20分鐘。用刀尖戳探確認熟度後撈起瀝乾。

5 粗略壓碎馬鈴薯與茴香，加入熱牛奶與橄欖油。

6 烤蕃茄放入焗烤盤，在上方鋪上馬鈴薯茴香泥。

7 抹平表面，撒上艾曼塔乳酪屑。

8 放入烤箱以180°C焗烤30分鐘。

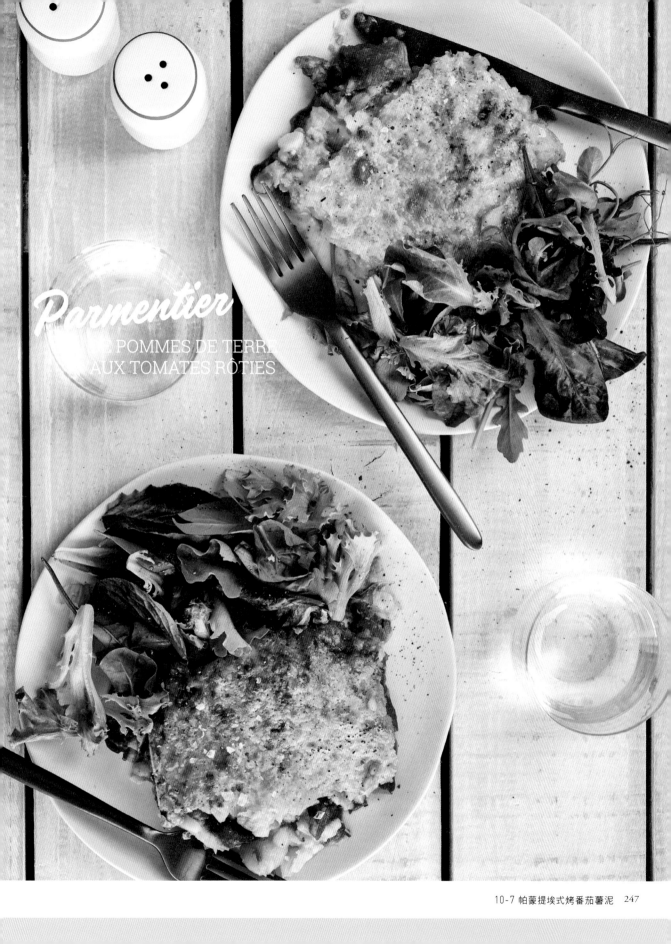

_Parmentier_

POMMES DE TERRE
AUX TOMATES RÔTIES

# 蔬食印度香飯

在這道食譜加入鷹嘴豆可以補充植物性
蛋白質，讓營養更均衡！

〔份量〕
4人份

〔準備時間〕
20分鐘

〔烹調時間〕
40分鐘

**食材**

* 300克印度香米
* 1顆洋蔥
* 50毫升橄欖油
* 4片蒜瓣
* 30克生薑
* 6顆肉豆蔻蒴果
* 2顆丁香
* 1大匙薑黃粉
* 1克番紅花
* 1顆紅椒
* 1根節瓜
* 1枝西洋芹
* 1公升蔬菜高湯
* 1份優格
* 1顆黃檸檬
* ½把芫荽
* 鹽

**作法 ///**

1　使用冷水浸泡印度香米1到2小時。

2　洋蔥切碎，以橄欖油翻炒。

3　加入蒜末與薑末、搗碎的肉豆蔻、丁香、薑黃與
　番紅花。

4　放入甜椒與節瓜丁，以及切碎的西洋芹。

5　加入事先瀝乾水分的印度香米，一起拌炒5分
　鐘。

6　注入高湯。

7　煮到沸騰後蓋上鍋蓋，續煮20分鐘。

8　印度香米煮熟後，淋上混合檸檬汁的優格。

9　撒上芫荽，立即上桌。

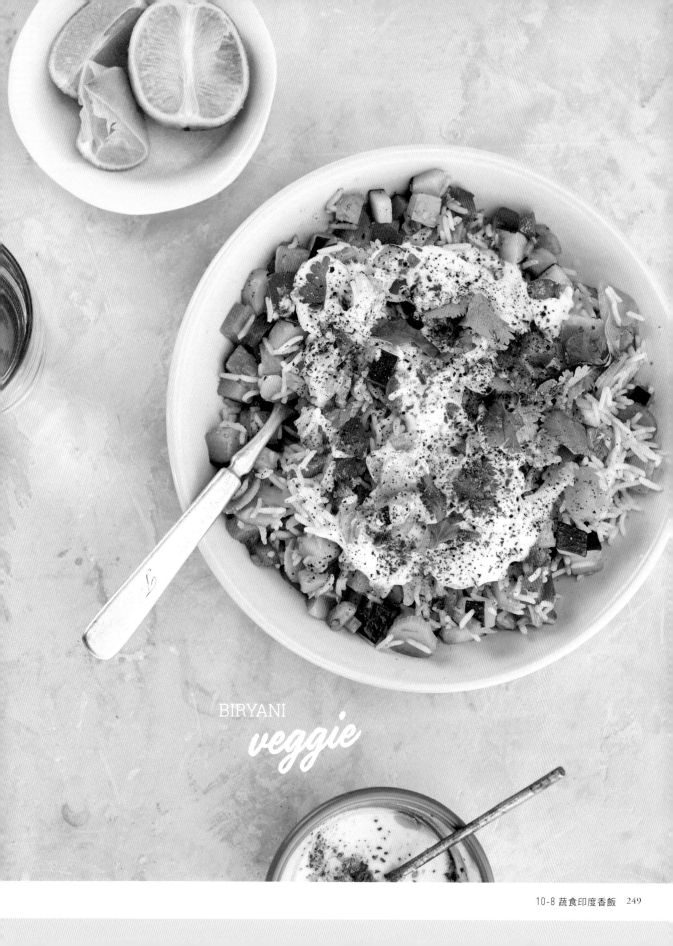

BIRYANI
*veggie*

# 尼斯風焗烤蔬菜鑲穀麥

如果要讓這道菜餚吃起來更健康,可以在鑲料中加入少許薑黃和生薑。

〔份量〕
4人份

〔準備時間〕
25分鐘

〔烹調時間〕
45分鐘

食材

- 4顆圓形小節瓜
- 4顆用於鑲料的小型番茄
- 50克帕瑪森乳酪屑

**鑲料**

- 400克什錦穀麥
- 1顆茄子
- 1顆洋蔥
- 8片蒜瓣
- 2支百里香
- 1顆紅椒
- 50毫升橄欖油
- 1把平葉巴西利
- 鹽
- 艾斯佩雷辣椒

作法 ///

1 以170℃預熱烤箱。

2 根據包裝上的指示,穀麥放入滾沸的鹽水中煮熟。瀝乾水分備用。

3 挖空節瓜與番茄。保留挖出的果肉。

4 茄子切丁。

5 洋蔥切碎,與蒜瓣和整支百里香一起以中火翻炒。加入切碎的甜椒,繼續拌炒10分鐘。

6 放入節瓜和番茄果肉、茄子丁,以及穀麥。

7 調味後加入切碎的平葉巴西利。

8 餡料鑲入蔬菜,撒上帕瑪森乳酪。

9 放入烤箱以170℃焗烤45分鐘。

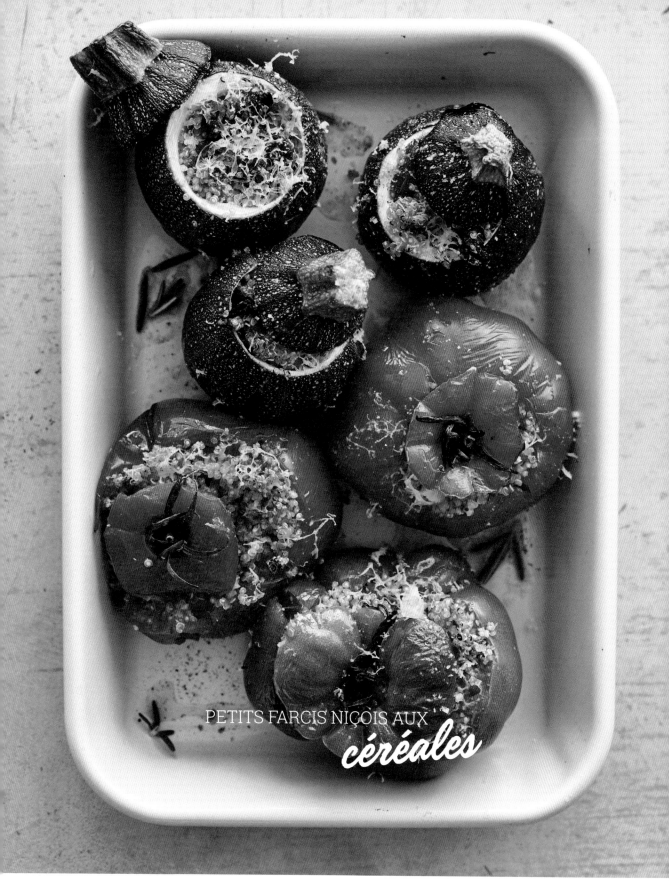

PETITS FARCIS NIÇOIS AUX
*céréales*

## 10-10 · 主菜 ·

# 香烤鯖魚
# 佐夏日時蔬

鯖魚屬於高脂魚，富含Omega 3，這是腦部和心血管不可或缺的營養素！以全穀麥作為配菜，能讓整盤料理的營養更加完整。

〔份量〕
4人份

〔準備時間〕
25分鐘

〔烹調時間〕
45分鐘

**食材**

**烤蔬菜**
- 4顆鮮採洋蔥
- 200克露天種植番茄
- 1條小茄子
- 1根節瓜
- 1顆紅椒
- 1顆茴香
- 8片蒜瓣
- 喜歡的香草
- 50毫升橄欖油
- 鹽
- 艾斯佩雷辣椒

**香烤鯖魚**
- 4隻清好內臟的鯖魚
- 1支百里香
- 1支迷迭香
- 2大匙古法芥末醬

**作法 ///**

1　以200°C預熱烤箱。

2　洗淨所有蔬菜，切成3到4公分的塊狀。

3　蔬菜與帶皮蒜瓣、切碎香草一起放入焗烤盤中，淋上橄欖油，調味。

4　放入烤箱以200°C烘烤30分鐘。確認熟度：蔬菜應該保有清脆口感。

5　料理鯖魚，在魚腹中塞入百里香和迷迭香。撒鹽並抹上古法芥末醬。

6　從烤箱取出烤蔬菜，放在已經撒鹽的鯖魚上。再度送回烤箱，烤上10到15分鐘。

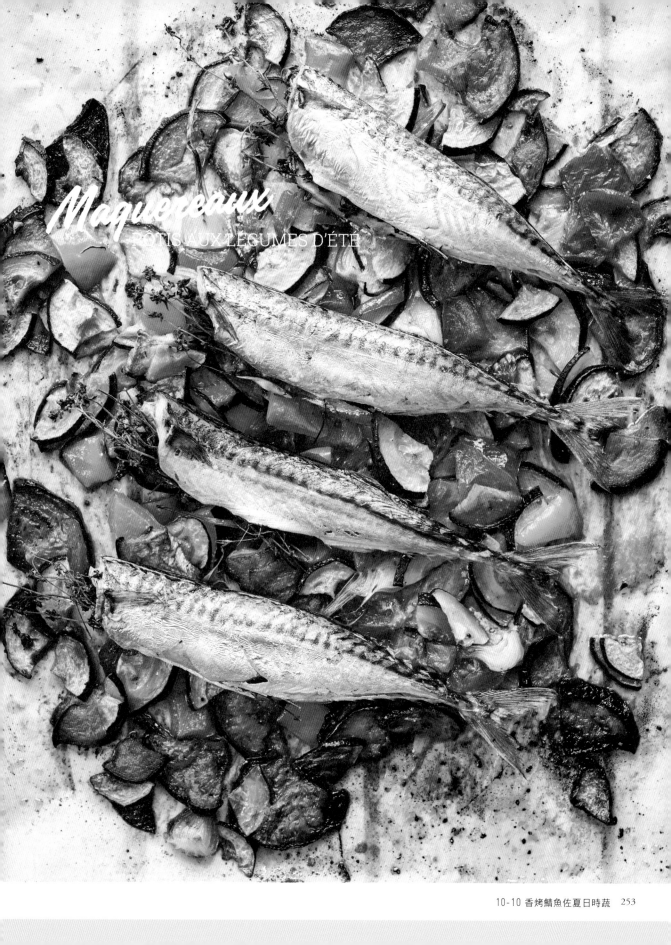

*Maquereaux*
RÔTIS AUX LÉGUMES D'ÉTÉ

10-11 ·主菜·

# 中華快炒
# 香蔬羅勒布格麥

布格麥含有纖維和蛋白質，是能夠提供
良好飽足感的食物。搭配芝麻子，更能
攝取到優質均衡的必需胺基酸。

〔份量〕
4人份

〔準備時間〕
15分鐘

〔烹調時間〕
10分鐘

食材

* 200克布格麥
* 100毫升橄欖油
* 4片蒜瓣
* 1支百里香
* 2公分生薑
* 1顆洋蔥
* 1顆紅椒
* 1根胡蘿蔔
* 1根節瓜
* 1顆小白菜
* 2大匙醬油
* 50毫升焙煎芝麻油
* 1顆份青檸檬汁
* ½把羅勒
* 1大匙烤香芝麻子
* 鹽

作法 ///

1 首先，依照包裝指示將布格麥放入滾沸鹽水中煮熟。

2 取一個平底鍋，加入橄欖油爆香整片蒜瓣、百里香和薑，讓油吸收香味。

3 加入切片洋蔥和甜椒。烹煮2分鐘後。

4 加入切成薄片的胡蘿蔔和節瓜，然後放入切成小段的小白菜。續煮2分鐘。

5 加入醬油、焙煎芝麻油和青檸檬汁。

6 上桌前撒上切成細絲的羅勒和香烤芝麻子。

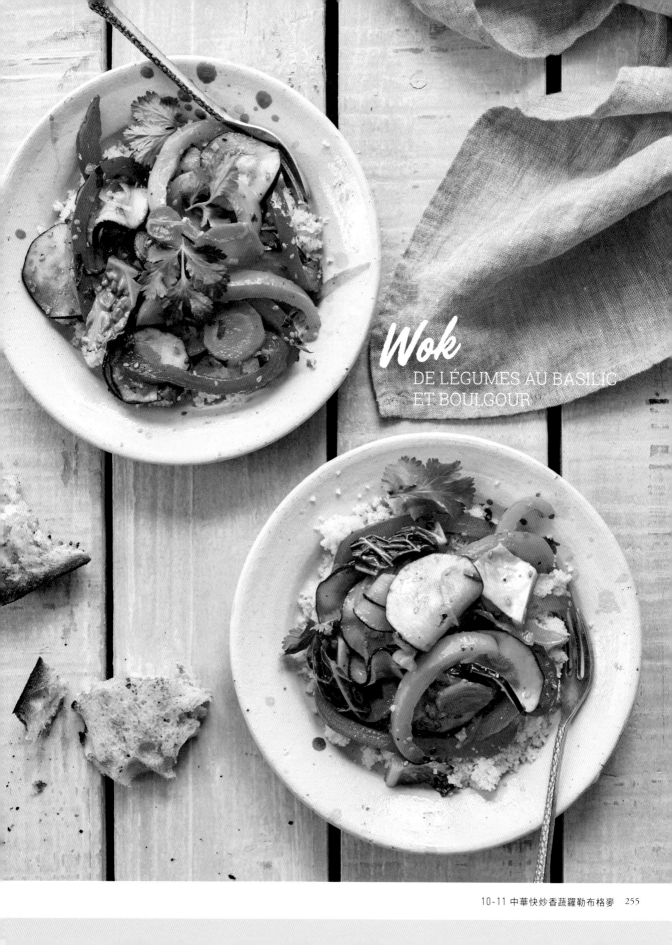

Wok
DE LÉGUMES AU BASILIC
ET BOULGOUR

## 10-12 ·主菜·
# 希臘式鑲茄子

以豆類或全穀麥作為這道料理的配菜，或在鑲料中加入肉類（牛、羊或雞絞肉），一道菜餚就能網羅均衡營養素。

〔份量〕
4人份

〔準備時間〕
30分鐘

〔烹調時間〕
1小時

**食材**
- 2顆茄子
- 2顆洋蔥
- 50毫升橄欖油
- 1支百里香
- 4片蒜瓣
- 1支迷迭香
- 1大匙乾燥奧勒岡
- 1顆紅椒
- 500克番茄丁
- 100克菲達乳酪
- 2大匙松子
- 2大匙麵包粉
- 鹽
- 艾斯佩雷辣椒

**作法 ///**

1　茄子洗淨，縱切成兩半，留下周圍1公分的果肉，其餘挖空。挖出的果肉切成1公分小丁。

2　在橄欖油中放入洋蔥碎末、百里香、蒜末、百里香和奧勒岡。

3　加入切成小丁的甜椒，一起拌炒10分鐘。

4　加入茄子丁，燉煮10分鐘。調味。

5　倒入番茄丁，繼續燉煮30分鐘。

6　以170℃預熱烤箱。鍋子離火，加入切成丁狀的菲達乳酪和松子。

7　在挖空的茄子中填入餡料，撒上麵包粉。

8　放入烤箱烘烤約40分鐘。

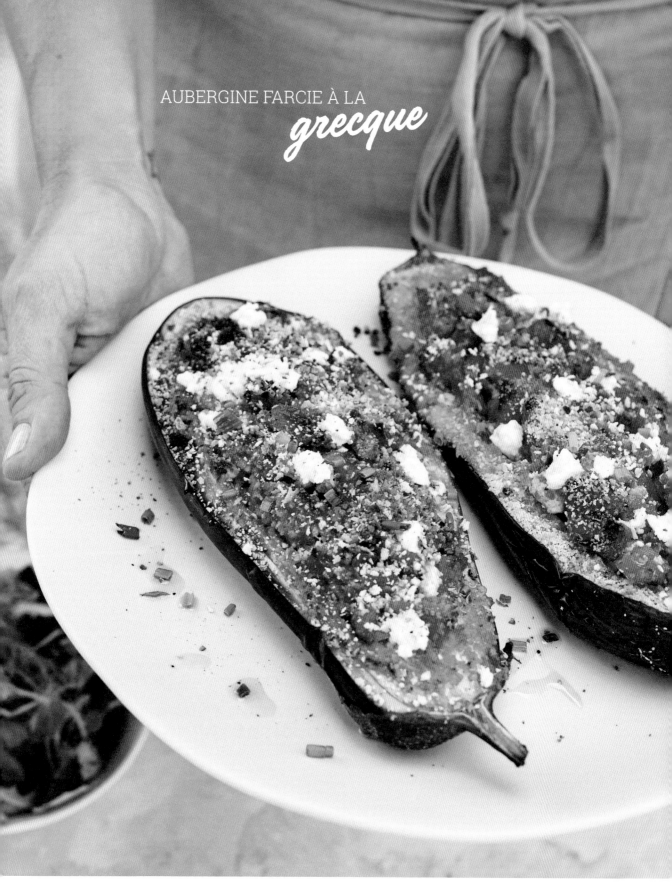

AUBERGINE FARCIE À LA
*grecque*

# 西西里風
# 茄子燉雜菜

要讓菜色營養更加完整,可以幫每個用
餐者加一顆水波蛋與一份什錦穀麥。

〔份量〕

4人份

〔準備時間〕

20分鐘

〔烹調時間〕

40分鐘

**食材**

- 300克洋蔥
- 50毫升橄欖油
- 1支百里香
- 1支迷迭香
- 1顆紅椒
- 1顆茄子
- 300克節瓜
- 300克番茄
- 2片蒜瓣
- 鹽
- 艾斯佩雷辣椒

**佐料**

- 50毫升紅酒醋
- 100克醋醃酸豆
- 8尾鹽漬鯷魚
- 1把平葉巴西利

**作法 ///**

1　洋蔥切成2公分小丁。

2　取一個深鍋,倒入橄欖油,煸香百里香和迷迭香10分鐘。

3　加入切成2公分的甜椒丁,再炒5分鐘。調味。

4　加入切成2公分的茄子丁,繼續煮10分鐘。

5　加入切成2公分的節瓜丁,煮上3分鐘。

6　最後加入番茄丁和蒜末。

7　確認調味,以中火燉煮20分鐘。離火冷卻。

8　茄子燉雜菜盛裝在可愛的沙拉碗中,淋上紅酒醋,放上酸豆和鯷魚。混拌後放上切碎的平葉巴西利作為裝飾。

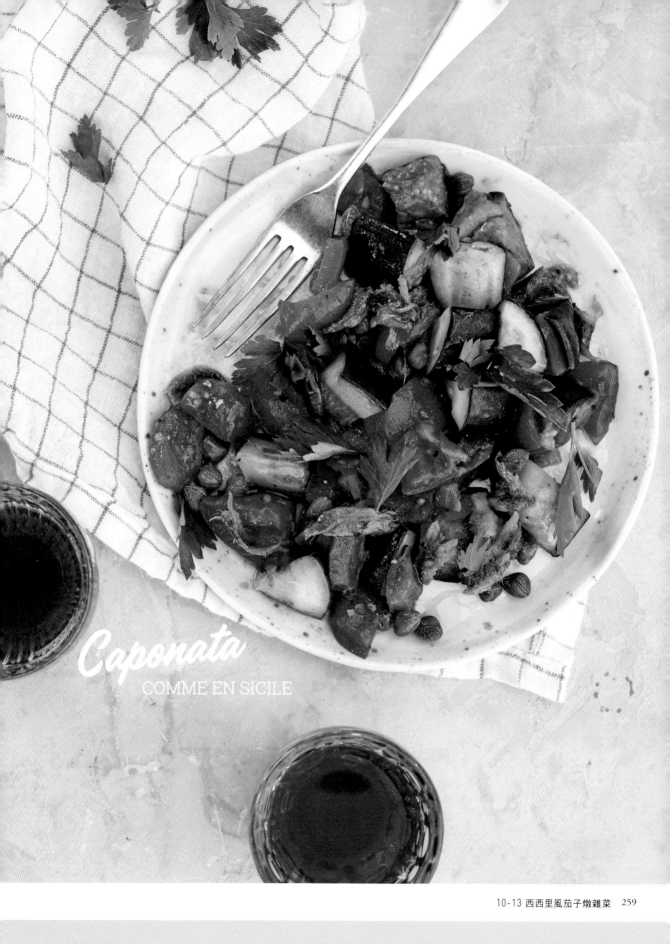

Caponata

COMME EN SICILE

10-14 ·主菜·

# 節瓜煎餅

如果煎餅麵糊太濕，可以多加一點麵粉，不過重點在於逼出節瓜水分後，還要盡量把水分擠乾。這道節瓜煎餅可以配上布格麥、全麥麥粉粒塔布勒沙拉或藜麥燉飯一起食用。

〔份量〕
4人份

〔準備時間〕
15分鐘

〔烹調時間〕
25分鐘

食材

* 600克節瓜
* 1顆紫洋蔥
* 4片蒜瓣
* 2顆蛋
* 8片油漬番茄乾
* 10顆黑橄欖
* 10片薄荷葉
* 1支平葉巴西利
* 1支百里香
* 60克麵粉
* 100毫升橄欖油
* 鹽
* 胡椒

作法 ///

1 節瓜銼絲，撒上少許鹽，靜置1小時以逼出水分。擠出多餘水分。

2 洋蔥與大蒜銼成碎末。

3 取一個沙拉碗，放入節瓜、洋蔥、大蒜、蛋液、油漬番茄、橄欖，以及切碎的香草。加入麵粉並調味。

4 麵糊做成一個個煎餅，放進加了橄欖油的平底鍋，兩面各以中火煎5分鐘。

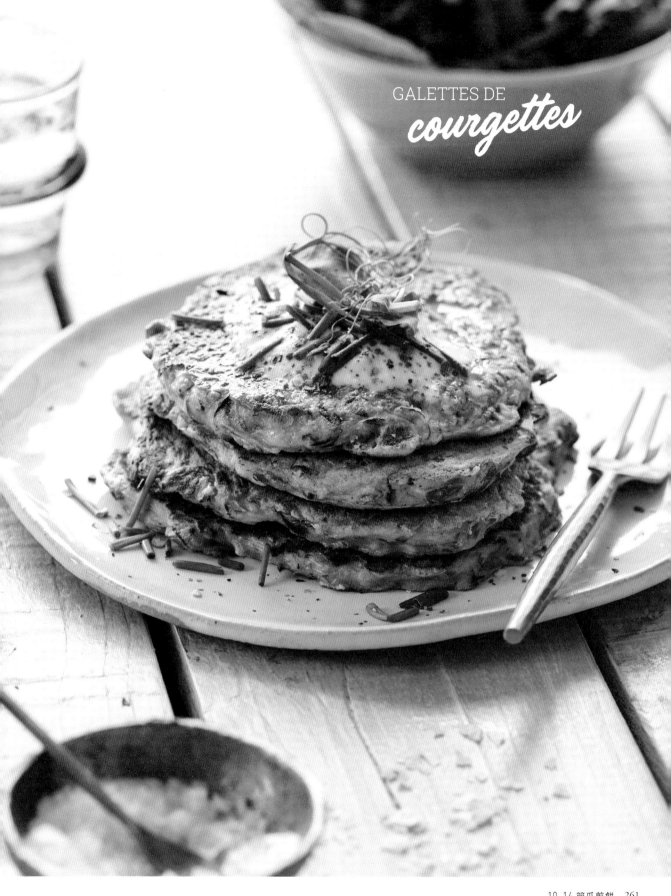

GALETTES DE
*courgettes*

# 一鍋搞定義大利麵

使用全麥麵條或豆類製成的麵條，降低料理的升糖指數。

〔份量〕
4人份

〔準備時間〕
20分鐘

〔烹調時間〕
30分鐘

**食材**

- 350克乾燥筆管麵
- 1顆大洋蔥
- 2片蒜瓣
- 50毫升橄欖油
- 25克奶油
- 1支百里香
- 2顆番茄
- ½把羅勒
- 1公升雞高湯
- 80克帕瑪森乳酪屑
- 鹽
- 艾斯佩雷辣椒

**作法 ///**

1. 取一個深鍋，加入橄欖油和奶油，放入切碎的洋蔥和大蒜以及百里香，翻炒5分鐘。

2. 放入筆管麵，輕輕翻炒5分鐘。

3. 加入切成小丁的番茄和半量剪碎的羅勒。

4. 繼續煮15分鐘，分批加入高湯，不時翻拌食材。調味。

5. 麵條煮熟且煮汁蒸發後離火，加入帕瑪森乳酪和剩下的剪碎羅勒。

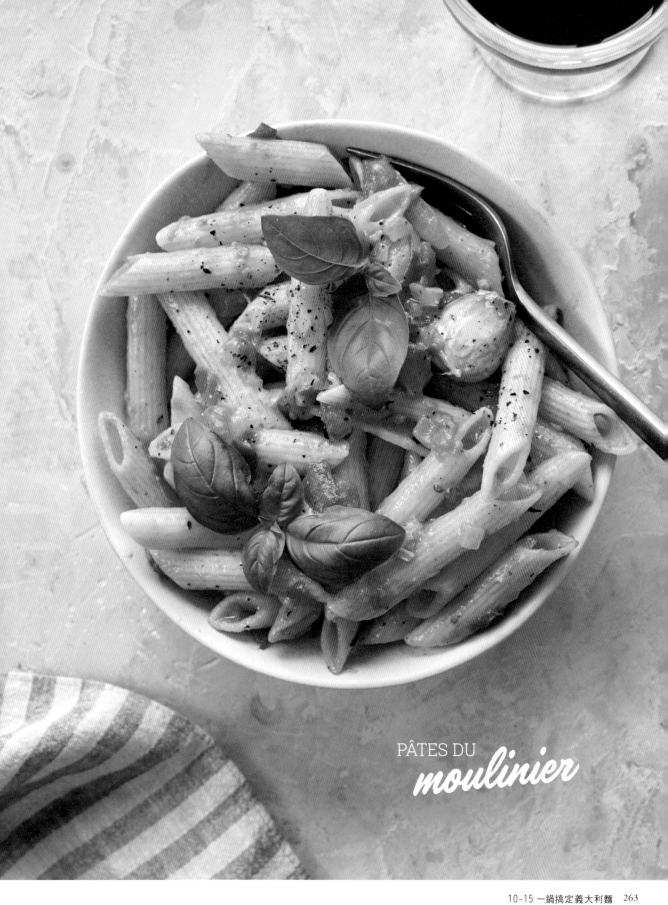

PÂTES DU
*moulinier*

# 普羅旺斯風花型烤蔬菜

如果喜歡鹽醃鯷魚，可以在洋蔥醬中加入幾尾，做成尼斯洋蔥塔風味的花型烤蔬菜！以什錦全穀麥搭配這道花型烤蔬菜，打造營養均衡的一餐。

〔份量〕
4人份

〔準備時間〕
25分鐘

〔烹調時間〕
1小時20分鐘

**食材 ///**

* 500克洋蔥
* 50毫升橄欖油
* 百里香
* 3片蒜瓣
* 1顆茄子
* 300克節瓜
* 400克番茄
* 迷迭香
* 80克帕瑪森乳酪屑
* 鹽
* 胡椒

**作法 ///**

1  洋蔥切碎，與百里香和蒜末一同放入橄欖油中，以中火輕輕拌炒30分鐘。在烹調的最後階段加入鹽和胡椒。

2  以140°C預熱烤箱。

3  茄子切半後再切成薄片。

4  在平底鍋中放入茄子薄片，以橄欖油快速煎炒。調味。

5  對切成薄片的節瓜進行同樣的操作。

6  番茄切半後再切成薄片。

7  在焗烤盤底部鋪上一層洋蔥醬。依次放上茄子、節瓜與番茄，做成玫瑰花環形狀。

8  調味後加入百里香和迷迭香，撒上帕瑪森乳酪屑。

9  放入烤箱烘烤45分鐘。

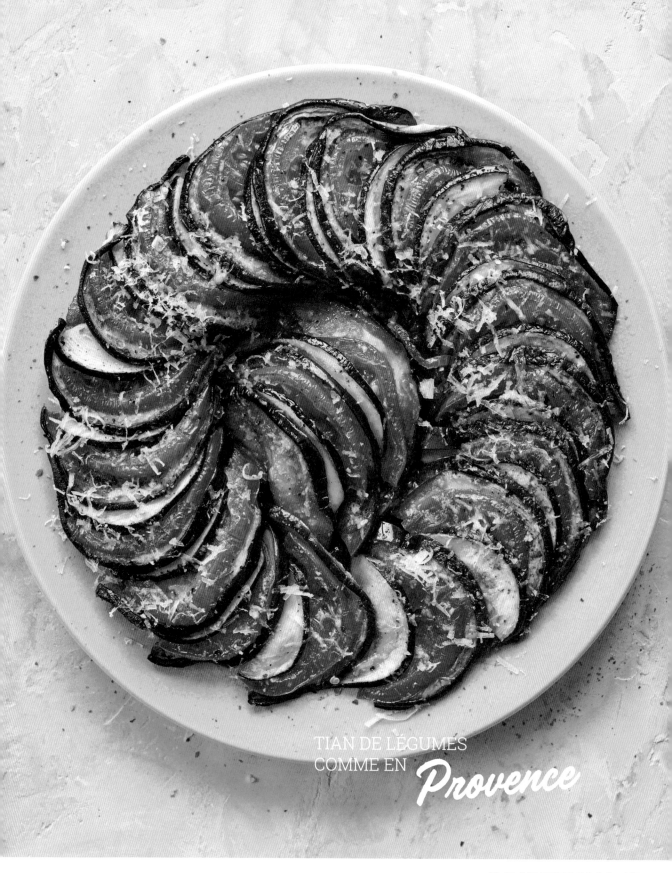

TIAN DE LÉGUMES
COMME EN
*Provence*

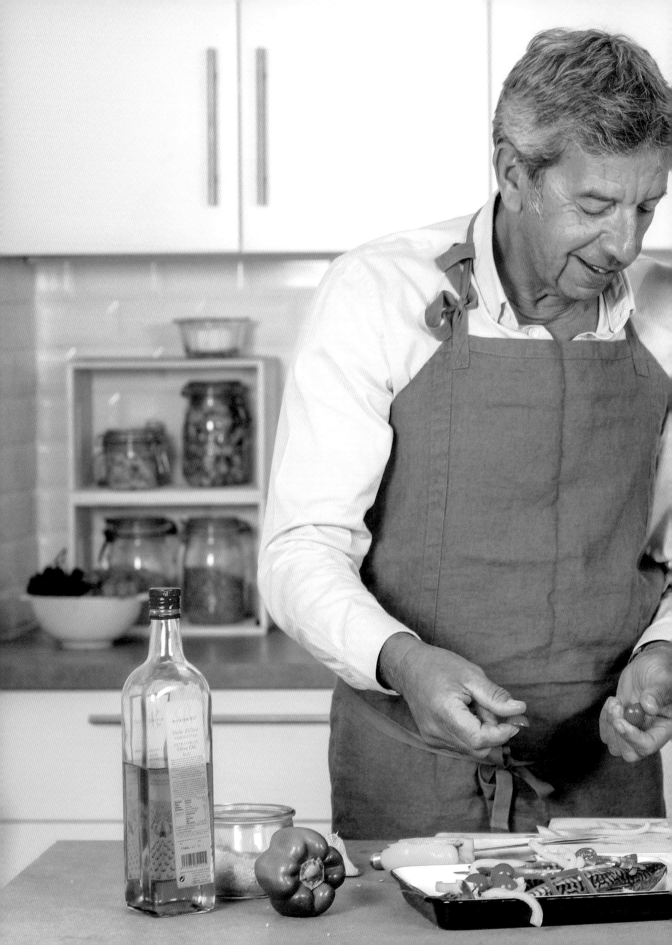

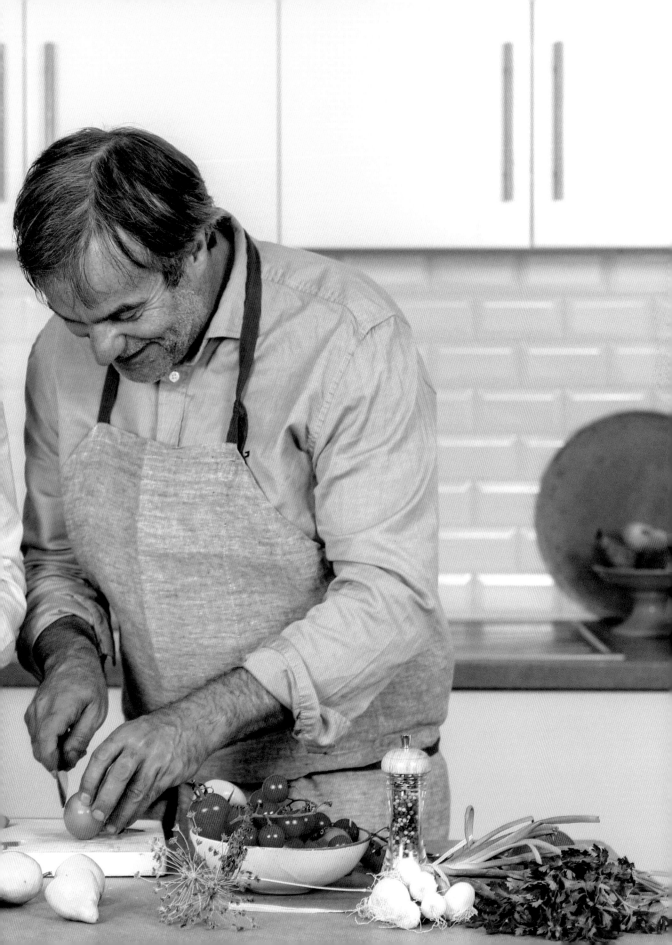

# 節瓜薄荷鹹派

節瓜熱量很低,但富含有益心臟的鉀和
有益消化道的纖維素。

〔份量〕
4人份

〔準備時間〕
25分鐘

〔烹調時間〕
1小時

**食材**

**派皮**
* 90克水
* 1撮鹽
* 250克半全麥麵粉
* 100克奶油

**餡料**
* 1公斤節瓜
* 50毫升橄欖油
* 4片蒜瓣
* 15片薄荷葉
* 2顆蛋
* 200毫升牛奶
* 鹽
* 艾斯佩雷辣椒

**作法 ///**

1 製備派皮:在水中融解鹽。混合麵粉和奶油,用
手指搓成沙狀。加入鹽水,塑型成麵團,不要過
度搓揉麵團。放入冰箱讓麵團鬆弛10分鐘。

2 節瓜洗淨後切成5公釐厚的薄片。

3 加入橄欖油中拌炒。加鹽,並在烹調最終階段加
入蒜末和剪碎的薄荷。離火冷卻。

4 以170°C預熱烤箱。

5 用擀麵棍捲起派皮,鋪在派盤上。放入節瓜。

6 混合蛋與牛奶,調味。

7 蛋奶液全部倒入節瓜餡料中,送進烤箱以170°C
烘烤50到60分鐘。

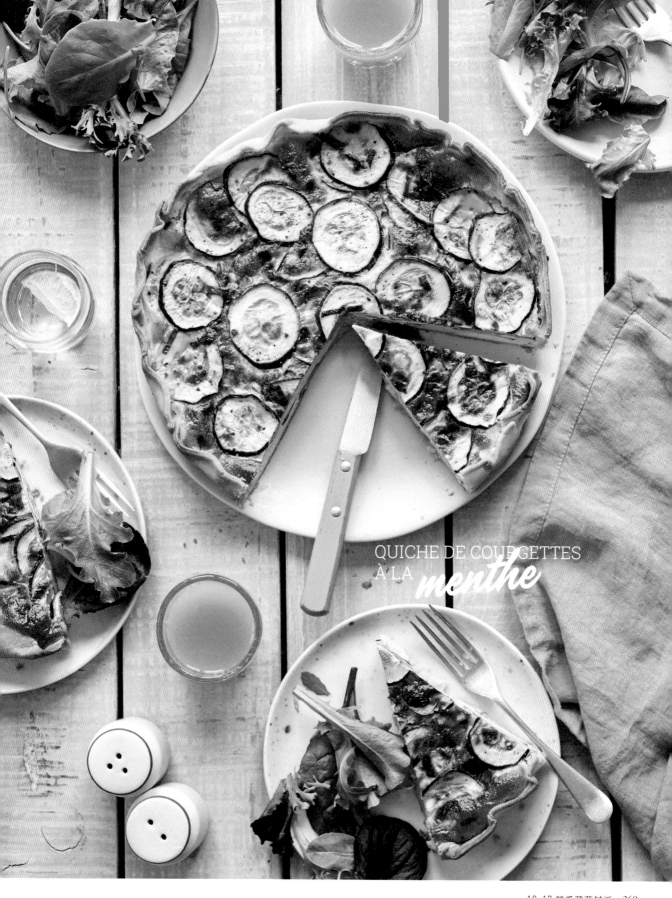

QUICHE DE COURGETTES
À LA *menthe*

# 庫斯庫斯
# 佐義式炙烤醃節瓜

要提高這道料理的纖維素含量,可以使用全麥麥粉粒或布格麥,並撒上南瓜子。

〔份量〕
4人份

〔準備時間〕
20分鐘

〔烹調時間〕
20分鐘

**食材**

* 1公斤節瓜
* 50毫升橄欖油
* 4片蒜瓣
* 20片薄荷葉
* 50毫升蘋果酒醋
* 鹽
* 艾斯佩雷辣椒

**庫斯庫斯**

* 250克中等粗細麥粉粒
* 50毫升橄欖油
* 1/2小匙薑黃粉
* 鹽

**作法 ///**

1 節瓜洗淨後切成薄片。

2 取一個平底鍋加入橄欖油,以小火將節瓜片兩面煎熟。稍微調味。

3 隨後將節瓜放入打蛋盆,加入蒜末、剪碎薄荷葉、蘋果酒醋,送進冰箱浸漬幾小時。

4 在沙拉碗中放入麥粉粒,加入橄欖油和薑黃。

5 倒入煮滾的鹽水,直到水位高出麥粉粒2公分。蓋上一塊餐巾布,靜置5分鐘後放入微波爐加熱1分鐘,盛出麥粉粒。

6 熱呼呼的麥粉粒搭配冰涼的醃節瓜一起上桌。

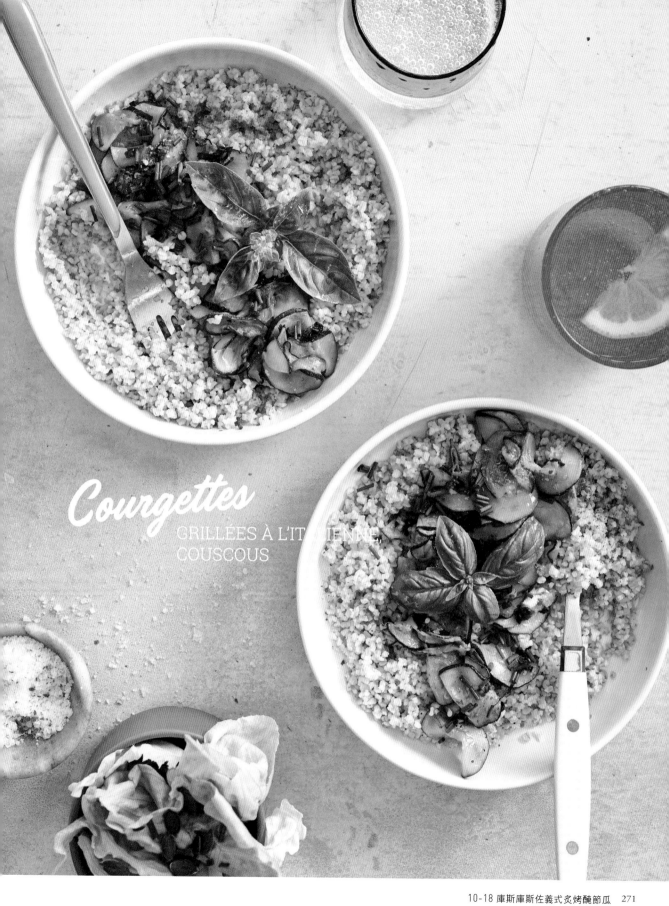

*Courgettes*
GRILLÉES À L'ITALIENNE,
COUSCOUS

# 粗管麵鑲夏蔬

可以採用淋上檸檬橄欖油醋醬的美味青蔬沙拉作為這道粗管麵的配菜，並且撒上種子和含油果實（芝麻子、葵花子、核桃等），藉此降低料理的升糖指數。

 〔份量〕
4人份

 〔準備時間〕
30分鐘

 〔烹調時間〕
1小時10分鐘

## 食材 ///

- 300克粗管麵
- 200克洋蔥
- 50毫升橄欖油
- 1支百里香
- 1支迷迭香
- 1顆紅椒
- 1支西洋芹
- 1顆茄子
- 1顆茴香
- 200克節瓜
- 200克番茄
- 4片蒜瓣
- 鹽
- 艾斯佩雷辣椒

**焗烤**

- 200毫升番茄醬
- 100克艾曼塔乳酪屑

## 作法 ///

1 洋蔥切成1公分小丁，放進橄欖油中，與百里香和迷迭香一起煸香10分鐘。

2 加入切成小丁的甜椒和切碎的西洋芹，再炒5分鐘。調味。加入切成丁狀的茄子和茴香，繼續煮10分鐘。

3 放入切成丁狀的節瓜與番茄和蒜末。

4 確認調味，以中火燉煮20到30分鐘。

5 以180°C預熱烤箱。

6 燉蔬菜冷卻後，鑲入粗管麵中。

7 取一個烤盤擺上粗管麵，澆上番茄醬，撒上艾曼塔乳酪屑。放入烤箱烘烤30分鐘。

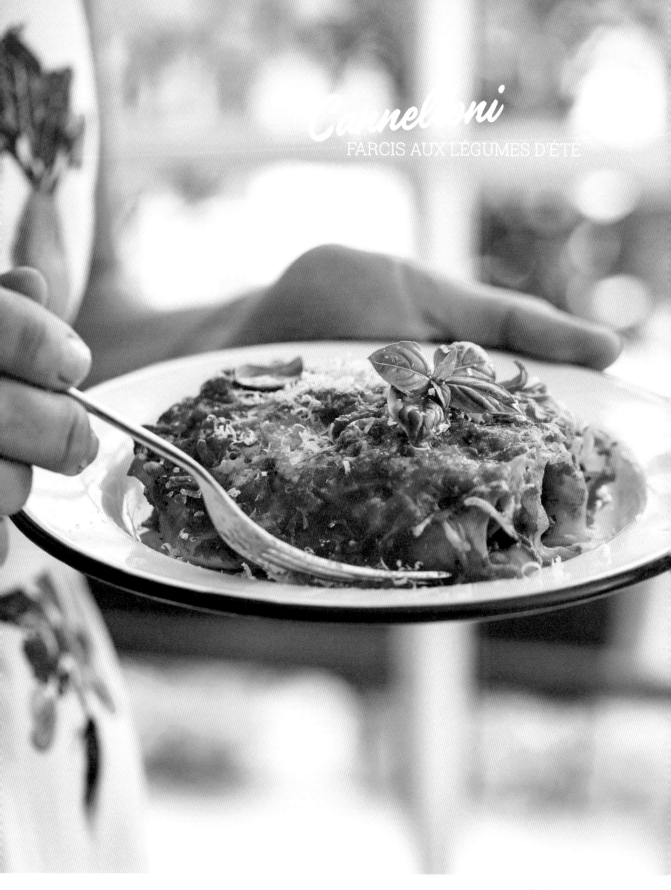

*Cannelloni*
FARCIS AUX LÉGUMES D'ÉTÉ

# 青鱈佐法式橄欖番茄檸檬蒜醬與烤番茄

這道簡單的料理適合搭配全胚芽印度香米飯。

〔份量〕
4人份

〔準備時間〕
25分鐘

〔烹調時間〕
40分鐘

## 食材

* 4片帶皮青鱈或黑線鱈
* 1顆黃檸檬
* 鹽
* 艾斯佩雷辣椒

**烤番茄**
* 1.2公斤各色品種的露天種植番茄
* 20毫升橄欖油
* 10片蒜瓣
* 1支百里香
* 1支迷迭香
* 1支鼠尾草
* 鹽
* 胡椒

**法式橄欖番茄檸檬蒜醬**
* 200克番茄
* 1顆檸檬
* 12片羅勒葉
* 新鮮生薑
* 30毫升芥花油

## 作法

1. 以220°C預熱烤箱。

2. 番茄切成大丁,放在焗烤盤中淋上橄欖油,加入帶皮蒜瓣、百里香、迷迭香與鼠尾草。調味後,番茄送入烤箱烘烤20到30分鐘。

3. 在青鱈魚片的兩面都撒上鹽。帶皮面朝下,放在烤蕃茄上,然後鋪上切成薄片的檸檬。送入烤箱烘烤10分鐘。

4. 製備法式橄欖番茄檸檬蒜醬:混合切成小丁的番茄和檸檬、剪碎的羅勒葉、薑末與芥花油。調味。

5. 從烤箱取出這道料理,與另外盛裝的法式橄欖番茄檸檬蒜醬一起上桌。

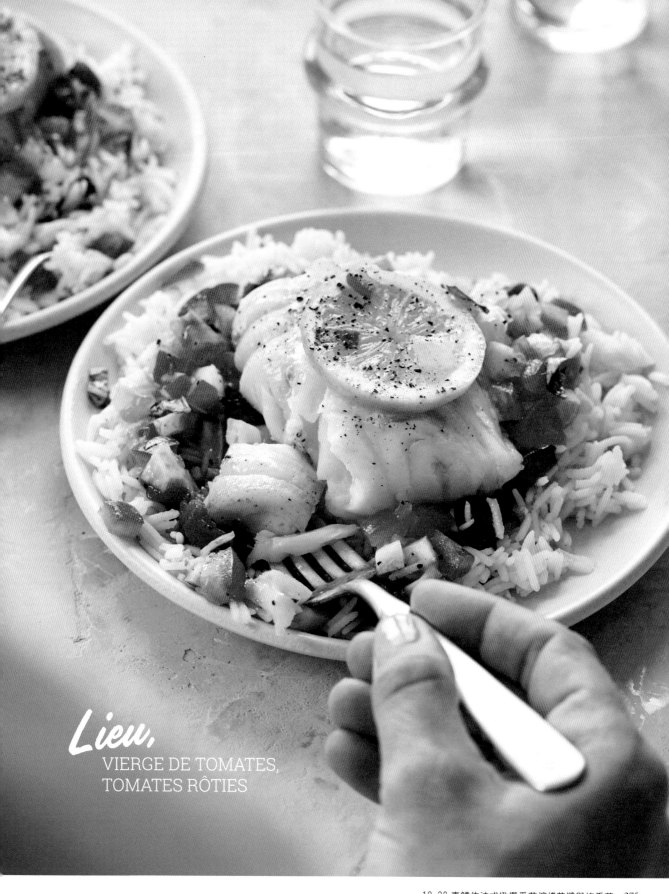

*Lieu,*
VIERGE DE TOMATES,
TOMATES RÔTIES

# 酥焗香料烤茴香

這道焗烤料理可以搭配一份豆類或穀麥，或一份動物性蛋白質（魚肉、白肉）。若要增添美味，可以在沙拉中加入香烤什錦種子。

〔份量〕
4人份

〔準備時間〕
25分鐘

〔烹調時間〕
45分鐘

## 食材

- 4顆茴香
- 粗海鹽

**焗烤**
- 1顆洋蔥
- 50毫升橄欖油
- 2支百里香
- 4片蒜瓣
- 1大匙茴香子
- 500克番茄丁
- 100克艾曼塔乳酪屑
- 鹽
- 艾斯佩雷辣椒

## 作法 ///

1 茴香切半，放入滾沸鹽水中煮20分鐘。插入刀尖確認熟度，然後撈出瀝乾。

2 以180°C預熱烤箱。

3 洋蔥切碎，與百里香一起以橄欖油拌炒。加入蒜末和茴香子，以小火燉煮10分鐘。調味。加入番茄丁繼續燉煮5分鐘。

4 茴香移到焗烤盤中。

5 澆上番茄醬汁，撒上艾曼塔乳酪屑。

6 放入烤箱以180°C焗烤20到25分鐘。

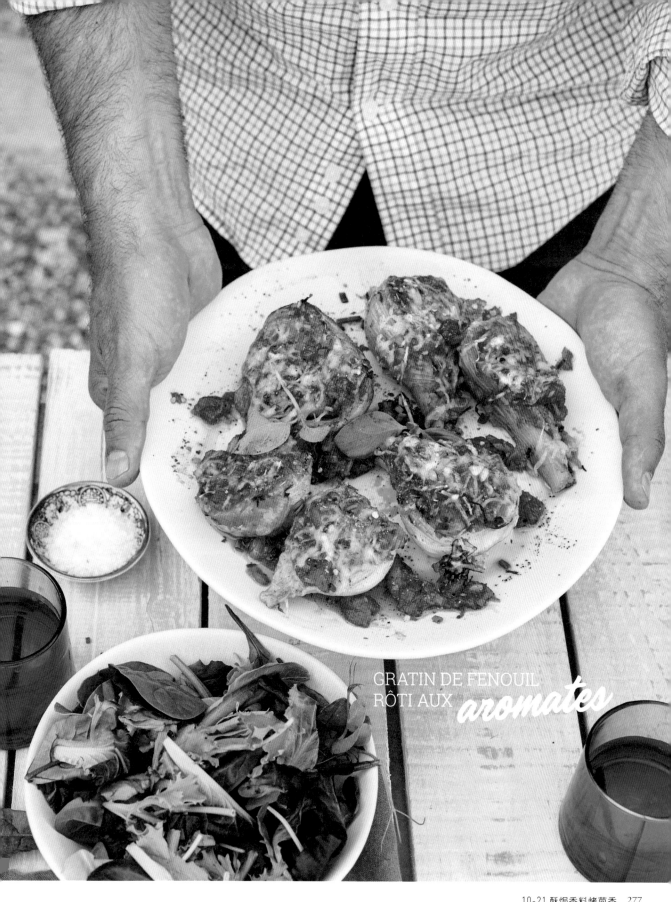

GRATIN DE FENOUIL
RÔTI AUX *aromates*

# 巴斯克風味燉小牛肉

番茄含有番茄紅素,這種強大的抗氧化物質有助減少某些癌症形成。要讓菜色營養更加完整,可以加上一份穀麥或豆類。

〔份量〕
4人份

〔準備時間〕
20分鐘

〔烹調時間〕
1小時

食材 ///

* 600克適合煎炒的小牛肉
* 50毫升橄欖油
* 2顆洋蔥
* 1支百里香
* 1支月桂
* 2顆紅椒
* 4片蒜瓣
* 1杯不甜白酒
* 1公斤番茄
* 鹽
* 艾斯佩雷辣椒

作法 ///

1　小牛肉切成塊狀,撒上鹽巴。

2　放入深鍋,以橄欖油將小牛肉煎到上色。

3　加進切碎的洋蔥、百里香和月桂,再以中火拌炒10分鐘。

4　加入切片甜椒與蒜末,繼續燉煮10分鐘。

5　以白酒融化鍋底汁渣,煮到醬汁收乾濃稠。

6　加入切成2公分小丁的番茄。調味。

7　蓋上鍋蓋,以小火煨煮45分鐘。

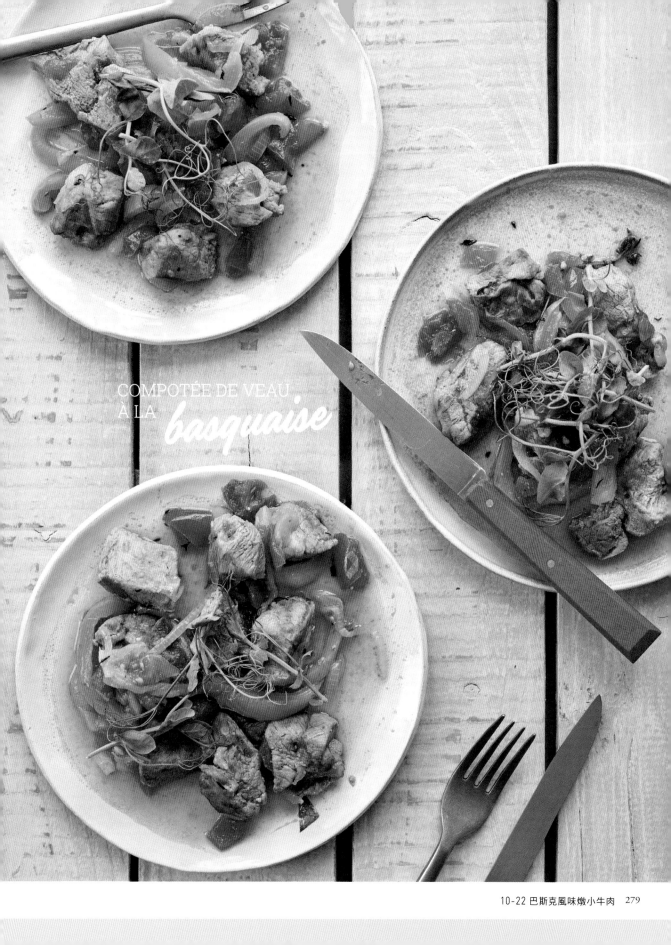

COMPOTÉE DE VEAU
À LA *basquaise*

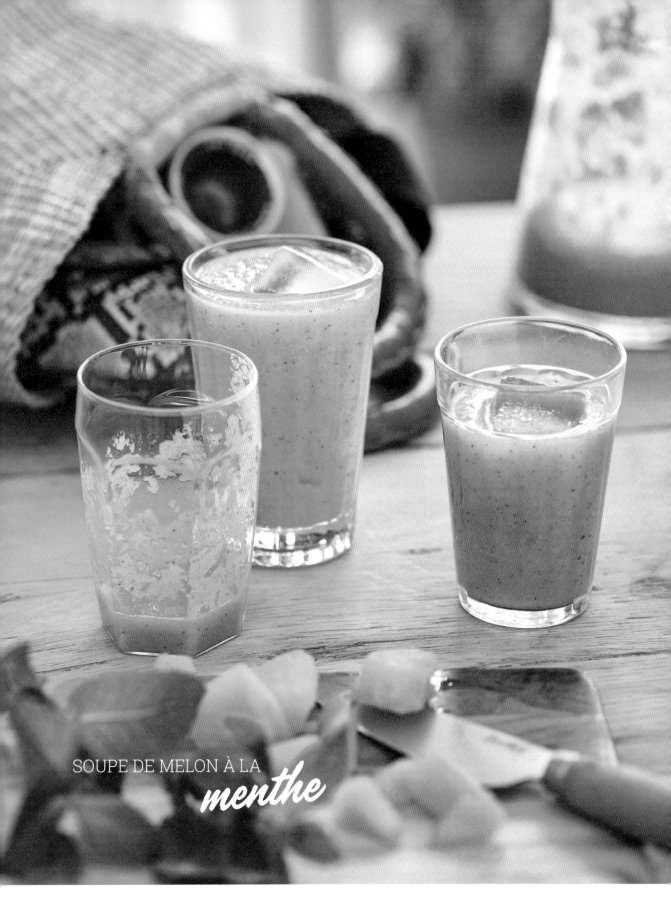

SOUPE DE MELON À LA *menthe*

# 哈密瓜薄荷甜湯

哈密瓜擁有滿滿的維生素A、B和C，以
及有助抵禦細胞老化的抗氧化物。

〔份量〕　　　　　〔準備時間〕
4人份　　　　　　10分鐘

食材

- 1顆大哈密瓜
- 1公分生薑
- 30毫升橄欖油
- 2支薄荷

作法 ///

1　切開哈密瓜，去皮並挖掉芯。切成小塊，留下幾塊備用。

2　剩下的哈密瓜塊與薑、橄欖油和幾片薄荷葉一起放入食物調理機攪打。高速攪拌。

3　取幾個杯子放入哈密瓜塊，然後倒入哈密瓜果昔。

4　裝飾少許剪碎的薄荷葉，立刻上桌。

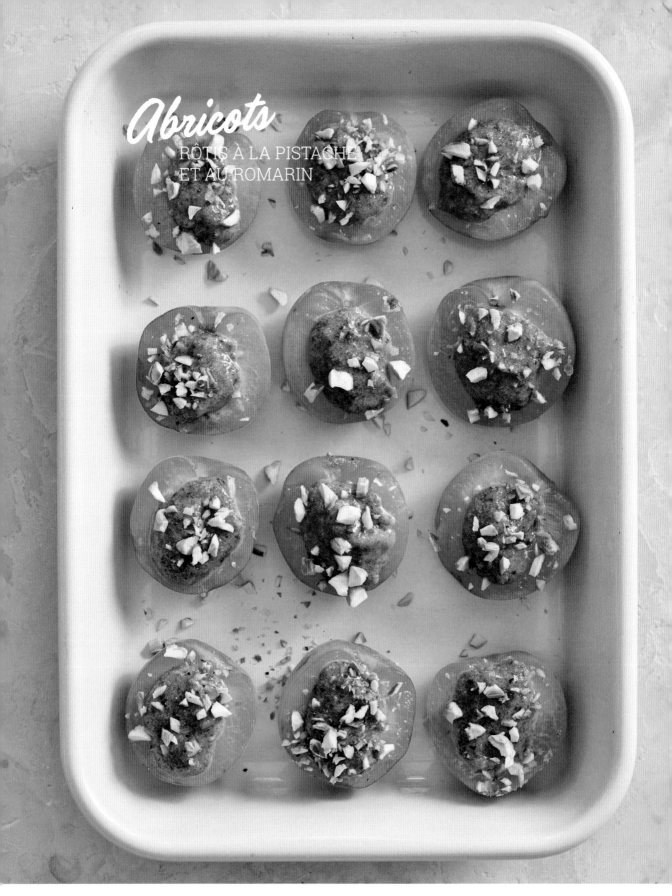

# Abricots
## RÔTIS À LA PISTACHE
## ET AU ROMARIN

# 開心果醬
# 迷迭香烤杏桃

杏桃的橙黃顏色來自其蘊含的β-胡蘿蔔素，這種抗氧化物能夠抵禦自由基和對抗某些疾病。

〔份量〕
4人份

〔準備時間〕
10分鐘

〔烹調時間〕
5分鐘

食材

**開心果醬**
- 45克軟化奶油
- 25克椰糖
- 50克開心果粉
- 1顆蛋
- 1大匙杏仁瑪莎拉酒
  （隨選）

**烤杏桃**
- 600克熟杏桃
- 1支迷迭香
- 30毫升橄欖油

## 作法 ///

1　以180°C預熱烤箱，調成上火模式。

2　製作開心果醬：軟化奶油和糖以打蛋器攪打均勻。加入開心果粉和蛋。喜歡的話可以加入瑪莎拉酒。

3　杏桃切半，帶皮面朝下，放入焗烤盤中。在每個切半杏桃表面，用擠花袋擠上開心果醬。

4　撒上一點切碎迷迭香，淋上少許橄欖油。

5　烤盤放入烤箱烤10分鐘，杏桃表面烤到焦黃。

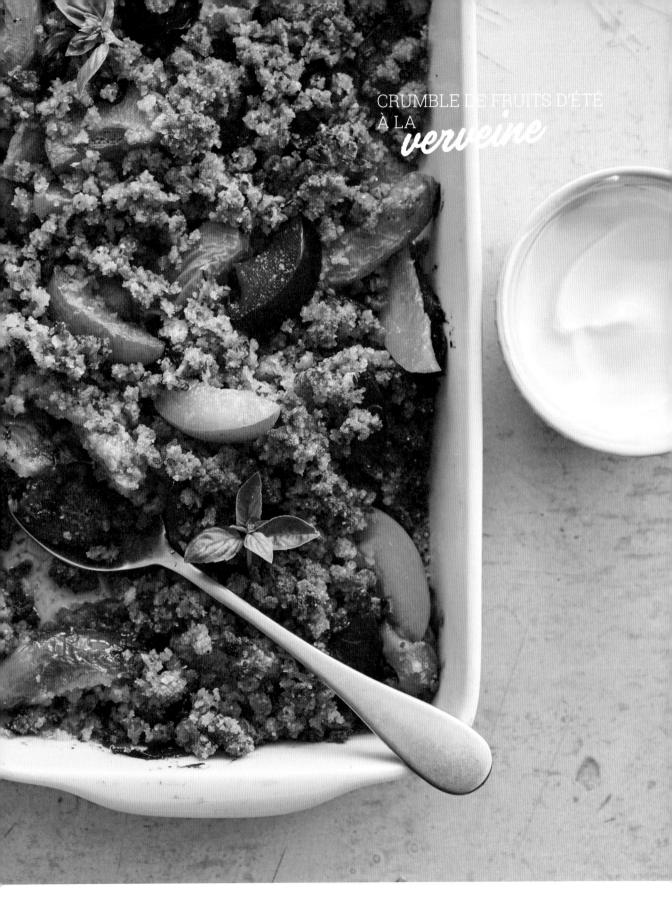

CRUMBLE DE FRUITS D'ÉTÉ
À LA *verveine*

# 馬鞭草豔夏水果烤奶酥

天然且未經過精製的椰糖含有鎂、鉀、鋅等多種礦物質。

〔份量〕
4人份

〔準備時間〕
10分鐘

〔烹調時間〕
35分鐘

食材 ///

- 100克乾掉麵包
- 80克奶油
- 60克椰糖
- 100克杏仁粉
- 2顆甜桃
- 200克杏桃
- 200克蜜李
- 12片馬鞭草葉

作法 ///

1 以180°C預熱烤箱。

2 製作麵包奶酥：乾麵包弄成粉屑狀，拌入奶油和糖，細心攪拌成均質的奶酥麵團。

3 在烤盤底部倒上杏仁粉。

4 放上切成大塊的去核水果，以及切碎的馬鞭草。

5 撒上麵包奶酥，放入烤箱烘烤約35分鐘。

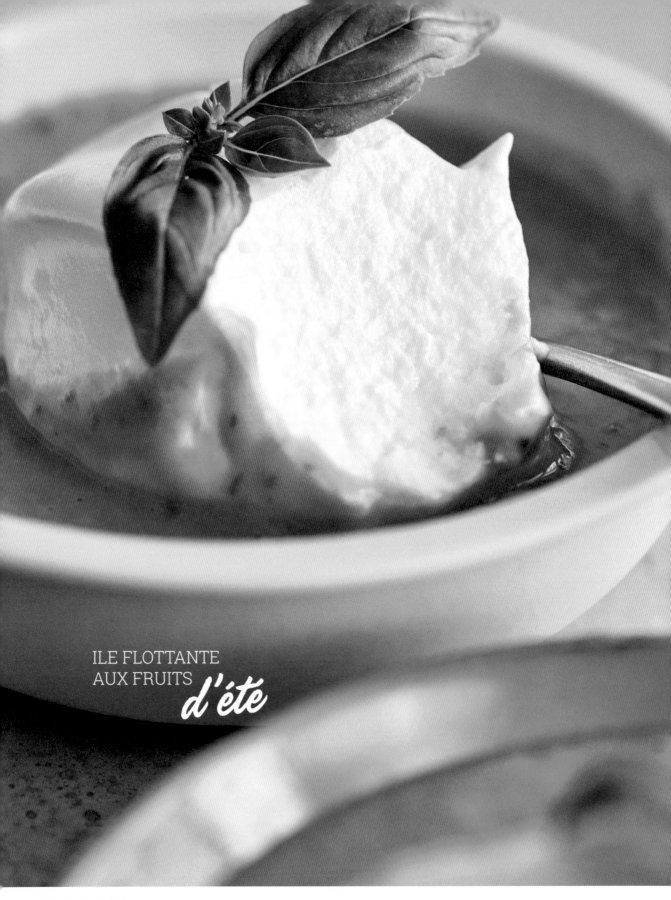

ILE FLOTTANTE
AUX FRUITS
*d'été*

10-26 ・甜點・

# 夏之果漂浮島

用水果甜湯取代英式蛋奶醬，讓這道甜點更加清爽無負擔。當然也可以使用自己喜歡的水果來做這道菜。

〔份量〕
4人份

〔準備時間〕
15分鐘

〔烹調時間〕
1分鐘

食材 ///

**水果甜湯**
- 2顆甜桃
- 200克杏桃
- 100克草莓
- 1盒優格
- 1大匙蜂蜜
- 1顆青檸檬
- 5片羅勒葉

**蛋白霜**
- 4個蛋白
- 80克糖

作法 ///

1 水果削皮、去核、切塊後，與優格、蜂蜜、青檸檬皮與檸檬汁和羅勒，一起放入食物調理機。高速攪打成非常滑順的混合液。

2 蛋白分批加入糖，打發至硬性發泡。

3 打發蛋白放入抹上少許油的小碗。送進微波爐以最高瓦數加熱10到20秒，將蛋白霜煮熟。

4 在小深盤中盛入果昔，放上蛋白霜作為漂浮島。

5 裝飾小片羅勒葉，立刻上桌。

# 優質飲食全書

法國名廚名醫營養師聯手設計，結合超級食物、低GI&地中海飲食，
105道營養均衡、簡單易做的美味料理

| | |
|---|---|
| 作　　　者 | 米榭・西姆斯（Michel Cymes）、達米安・杜克斯涅主廚（Chef Damien Duquesne）、歐黑莉・蓋里（Aurélie Guerri） |
| 譯　　　者 | 楊雯珺 |
| 執 行 長 | 陳蕙慧 |
| 總 編 輯 | 曹慧 |
| 主　　　編 | 曹慧 |
| 美 術 設 計 | 比比司設計工作室 |
| 內 頁 排 版 | 思思 |
| 行 銷 企 畫 | 陳雅雯、尹子麟、汪佳穎 |
| 社　　　長 | 郭重興 |
| 發行人兼出版總監 | 曾大福 |
| 編 輯 出 版 | 奇光出版／遠足文化事業股份有限公司 E-mail: lumieres@bookrep.com.tw |
| 粉 絲 團 | https://www.facebook.com/lumierespublishing |
| 發　　　行 | 遠足文化事業股份有限公司 http://www.bookrep.com.tw 23141新北市新店區民權路108-4號8樓 客服專線：0800-221029 傳真：（02）86671065 郵撥帳號：19504465 戶名：遠足文化事業股份有限公司 |
| 法 律 顧 問 | 華洋法律事務所 蘇文生律師 |
| 印　　　製 | 呈靖彩藝有限公司 |
| 初 版 一 刷 | 2022年1月 |
| 定　　　價 | 550元 |
| I S B N | 978-986-06878-7-3 978-986-0687897（EPUB） 978-986-0687880（PDF） |

Mangez bon, mangez bien © Webedia Books 2020

Complex Chinese Character rights arranged with LEC through LEE's Literary Agency

Complex Chinese edition copyright © 2022 by Lumières Publishing, a division of Walkers Cultural Enterprises, Ltd.
ALL RIGHTS RESERVED.

國家圖書館出版品預行編目（CIP）資料

優質飲食全書：法國名廚名醫營養師聯手設計，結合超級食物、低GI&
地中海飲食，105道營養均衡、簡單易做的美味料理/米榭・西姆斯
（Michel Cymes），達米安・杜克斯涅（Damien Duquesne），歐黑
莉・蓋里（Aurélie Guerri）著；楊雯珺譯. -- 初版. -- 新北市：奇光出
版：遠足文化事業股份有限公司發行, 2022.01

面；公分

譯自：Mangez bon, mangez bien

ISBN 978-986-06878-7-3（平裝）

1. 健康飲食 2. 食譜

411.3　　　　　　　　　　　　　　　　　110019285

線上讀者回函